ロコモティブシンドロームと栄養

日本栄養・食糧学会
監修

田中　清・上西　一弘・近藤　和雄
責任編集

建帛社
KENPAKUSHA

Nutritional Aspects of Locomotive Syndrome

Supervised by

JAPAN SOCIETY OF
NUTRITION AND FOOD SCIENCE

Edited by

Kiyoshi Tanaka

Kazuhiro Uenishi

Kazuo Kondo

©Kiyoshi Tanaka et al. 2012, Printed in Japan

Published by
KENPAKUSHA Co., Ltd.
2-15 Sengoku 4-chome, Bunkyoku, Tokyo 112-0012, Japan

序　文

　本書は，2011年5月に開催された第65回日本栄養・食糧学会大会のシンポジウム「ロコモティブシンドロームと栄養」をもとにして書籍化されたものである．各シンポジストに加えて，時間の制約から，当日のシンポジストとしては参加いただけなかった先生方からもご寄稿いただくことができた．
　運動器の障害による要介護の状態や要介護リスクの高い状態を表す新しい言葉として，ロコモティブシンドローム（以下ロコモ）が提唱された．新たに提唱されたにもかかわらず，最近ではかなり広く普及しているように思われるが，対象が運動器であることから，その対策としては，運動療法の面から語られることが多く，栄養学の視点からのアプローチは少なかった．しかし，ロコモと栄養は，従来，あまり注目されていないが，今後，重要な領域になる可能性があると考えて，上記シンポジウムを企画した．本書の編者のうち近藤は学会会頭，田中・上西はシンポジウムのオーガナイザーであった．
　編者らの知る限り，「ロコモと栄養」という書籍は，おそらく以前に刊行されておらず，かなり挑戦的なものである．この本を手に取られた読者の中には，「ロコモと栄養」と聞いて，耳慣れないと感じられた方もあるかもしれないが，編者らは，大きく発展する分野ではないかと考えている．
　メタボリックシンドローム（以下メタボ）は内臓，ロコモは運動器の障害によって，健康障害を起こすというように，対比させて述べられることがあるが，本当にそのように対極的なものであろうか．成人期におけるメタボの意義，高齢期におけるロコモの重要性という，ライフステージ別栄養学のテーマとして研究することも意味があるのではないだろうか．
　メタボとロコモは，一見まったく異なった概念だが，複数の疾患を共通の基盤にまとめて理解しようという姿勢には，共通したものがある．インスリン抵抗性は，メタボの共通の基盤として重視されているが，骨粗鬆症，変形性膝関

節症・変形性腰椎症，サルコペニアといった，ロコモを構成する各疾患に共通の基盤に関して，栄養学からのアプローチはできないであろうか。編者の個人的見解だが，インスリン抵抗性のように，病因といえるほどの関与ではないにしても，ビタミンDなどは，その候補となり得るのではないだろうか。

　本書は，ロコモという概念の生みの親である中村耕三先生に総論を，ロコモと疫学に関する研究の吉村典子先生に疫学を執筆いただき，それに続いて，栄養との関連を述べるという構成になっている。「ロコモと栄養」という，新しい分野に関する書籍ではあるが，現時点では，最良の原稿を集め得たものと自負している。本書の刊行が契機となって，この分野の研究が進展し，さらに将来的にそれが，ロコモに対する予防・治療に応用されるようになってほしいと願うものである。

2012年4月

責任編集者　田中　　清
上西　一弘
近藤　和雄

目　　次

序章　ロコモティブシンドロームと生活習慣　　　〔中村　耕三〕

1．はじめに ………………………………………………………… 1
2．運動器疾患と要介護 …………………………………………… 2
3．運動器の構成要素 ……………………………………………… 3
4．運動器へのメカニカルストレスと栄養 ……………………… 4
5．ロコモティブシンドローム …………………………………… 5
　(1)　概念　5
　(2)　疫学　6
　(3)　徴候・症状　6
　(4)　自己チェック法　6
　(5)　診断　7
　(6)　重症度　8
　(7)　予防と治療　8
　(8)　生活上の注意　10
6．おわりに ………………………………………………………… 11

第1章　ロコモティブシンドロームの疫学
　　　　　—地域住民コホートROADより—　　〔吉村　典子〕

1．はじめに ………………………………………………………… 13
2．ロコモ原因疾患の頻度とその合併 …………………………… 14

(1) 変形性関節症の頻度　14
　(2) 骨粗鬆症の頻度　15
　(3) 変形性関節症または／かつ骨粗鬆症の有病者数　16
3．変形性膝関節症，変形性腰椎症の有病に関連する要因：体格と職業動作
　　…………………………………………………………………………………… 17
4．変形性膝関節症と栄養素との関連 ……………………………………………… 18
5．変形性膝関節症とメタボリックシンドロームとの関連 ……………………… 18
6．変形性膝関節症の累積発生率 …………………………………………………… 19
7．おわりに …………………………………………………………………………… 20

第2章　ロコモティブシンドローム，メタボリックシンドローム
　　　　 とカルシウム摂取　　　　　　　　　　　　　　〔上西　一弘〕

1．はじめに …………………………………………………………………………… 23
2．骨粗鬆症，骨折とカルシウム摂取 ……………………………………………… 23
3．変形性関節症とカルシウム ……………………………………………………… 24
4．メタボリックシンドロームとカルシウム摂取
　　―イラン，アメリカ，日本の場合― ………………………………………… 26
5．カルシウム摂取の現状 …………………………………………………………… 30
6．サプリメントとしてのカルシウム摂取の注意 ………………………………… 31
7．おわりに …………………………………………………………………………… 33

第3章　食事リン摂取と骨健康およびQOL　　　　　　〔武田　英二〕

1．はじめに …………………………………………………………………………… 37
2．生体でのリン恒常性の調節 ……………………………………………………… 38

3．リン欠乏症および過剰症 ……………………………………… 40
　(1) リン欠乏症　40
　(2) リン過剰症　42
4．リンと慢性腎疾患 ……………………………………………… 44
　(1) 血管石灰化と高リン血症　44
　(2) 慢性腎疾患患者に対する早期リン栄養管理　45
5．心血管疾患とリン ……………………………………………… 45
　(1) 血管石灰化とリン　46
　(2) 血管内皮機能と高リン　46
6．リン摂取量 ……………………………………………………… 47
7．おわりに ………………………………………………………… 49

第4章　ロコモティブシンドロームと遺伝子多型性　〔細井　孝之〕

1．はじめに ………………………………………………………… 55
2．骨粗鬆症における遺伝要因とその探索 ……………………… 55
3．Wntシグナル系遺伝子と骨代謝および生活習慣病との関連 ………… 61
4．ホモシステイン関連遺伝子について ………………………… 62
5．今後の課題と展望 ……………………………………………… 63

第5章　骨粗鬆症・骨折におけるビタミンDおよびビタミンKの重要性
〔津川　尚子〕

1．はじめに ………………………………………………………… 65
2．ビタミンD栄養とロコモティブシンドローム ……………… 65
　(1) ビタミンD不足　65

(2) PTH濃度を指標としたビタミンD不足の評価　66

　(3) ビタミンDと骨密度，骨折　67

　(4) ビタミンDの食事摂取基準　68

3．ビタミンK栄養とロコモティブシンドローム ………………………………… 75

　(1) 日本人のビタミンK栄養　75

　(2) 血中ucOC濃度を指標とした骨における

　　　 ビタミンK栄養評価　76

　(3) ビタミンK栄養と骨密度および骨折　76

4．おわりに ……………………………………………………………………………… 81

第6章　ビタミンKの新しい作用メカニズムと骨における役割

〔井上　聡〕

1．はじめに ……………………………………………………………………………… 85
2．ビタミンK依存性タンパク質 ……………………………………………………… 86
3．ビタミンK依存性タンパク質とγカルボキシル化（Gla化）の
　　メカニズム ………………………………………………………………………… 87
4．ビタミンK依存症タンパク質に共通する構造 …………………………………… 88
5．脱γカルボキシル化反応 …………………………………………………………… 88
6．オステオカルシン …………………………………………………………………… 88
7．マトリクス Gla タンパク質 ………………………………………………………… 89
8．ペリオスチン ………………………………………………………………………… 89
9．SXRの構造 …………………………………………………………………………… 90
10．SXRとビタミンKの骨代謝における役割 ……………………………………… 91
11．おわりに …………………………………………………………………………… 93

第7章 水溶性ビタミンとロコモティブシンドローム 〔斎藤 充〕

1. はじめに ……………………………………………………………… 99
2. 骨質因子：骨コラーゲン ……………………………………………… 100
3. ビタミンB_6・B_{12}・葉酸不足と骨密度 ……………………………… 101
4. ビタミンB群不足とホモシステイン代謝 …………………………… 102
5. ビタミンB群不足・高ホモシステインが骨質に及ぼす影響 ……… 104
6. 骨質改善薬としてのビタミンB群補充療法 ………………………… 106
7. おわりに ……………………………………………………………… 107

第8章 ロコモティブシンドローム予防のための栄養・食生活
〔五関 正江〕

1. はじめに ……………………………………………………………… 111
2. エネルギー，タンパク質 ……………………………………………… 111
3. カルシウム …………………………………………………………… 112
4. ビタミンD …………………………………………………………… 116
5. ビタミンK …………………………………………………………… 118
6. ビタミンC …………………………………………………………… 122
7. ビタミンB_6，ビタミンB_{12}，葉酸 …………………………………… 122
8. おわりに ……………………………………………………………… 123

第9章 ロコモティブシンドロームにおいて栄養療法の果たすべき役割
〔田中 清〕

1. はじめに ……………………………………………………………… 125
2. ロコモティブシンドロームに対する栄養療法 ……………………… 126
   (1) 変形性関節症における体重管理の意義　　126

(2) サルコペニアと栄養療法　127
3. 慢性疾患における栄養療法の社会的意義 …………………………… 132
　(1) 栄養療法の社会的意義　132
　(2) 栄養療法の長所　133
　(3) population approachとしての栄養療法　134
4. ロコモティブシンドロームにおける栄養療法 ………………………… 135
　(1) 骨粗鬆症の予防・治療における栄養療法の役割　135
　(2) 変形性関節症に対する栄養療法　140
5. おわりに ………………………………………………………………… 142

第10章　ロコモティブシンドロームの予後・将来展望　〔田中　清〕

1. はじめに ………………………………………………………………… 145
　(1) ロコモティブシンドロームと生活習慣病　145
　(2) 退行性疾患としてのロコモティブシンドローム　145
2. ロコモティブシンドロームの生命予後 ………………………………… 146
　(1) 骨粗鬆症　146
　(2) 変形性関節症の生命予後　149
3. ロコモティブシンドロームの機能的予後 ……………………………… 151
　(1) 骨粗鬆症の機能的予後　151
　(2) 変形性関節症の機能的予後　151
4. ロコモティブシンドロームによるQOL低下 …………………………… 152
　(1) QOL評価の意義　152
　(2) QOL評価指標　152
　(3) 骨粗鬆症関連骨折患者におけるQOL評価　153

(4) 変形性関節症におけるQOL評価　　155

5. ロコモティブシンドロームにおけるリスク重複の意義 ……………… 156

　(1) 生活習慣病におけるリスク重複の意義　　156

　(2) ロコモティブシンドロームにおけるリスク重複の意義　　157

6. ロコモティブシンドロームが社会に及ぼす影響 ……………… 157

索　引 ……………………………………………………… 161

序章　ロコモティブシンドロームと生活習慣

中村　耕三[*]

1．はじめに

　現在（2010年）のわが国の平均寿命は男性が79.6歳，女性が86.4歳で，世界一の長寿国である。1947年には男性50.1歳，女性54.0歳であったことを考えると，この60年間に約30年平均寿命が延びたことになり，急速に高齢化が進んでいることが明らかである。この傾向は今後も続き，高齢者人口の増加は今後20年間，人口の高齢化率は45年間上昇し続けると予想されている。

　このような超高齢社会を迎え，現在また将来に向けて，高齢者の社会参加や地域活動の重要性，あるいは余暇のすごしかたなどについてさまざまな提案がなされている。これらは，しかし，高齢者の運動器の健康，歩行能力が十分に維持されていることが前提になっているものが多い。

　現実には運動器への年齢の影響が顕在化している。運動器障害はそれ自体では生命への直接的関与は少ないが，人の歩行，移動を困難にし，QOL（quality of life：生活の質），生活活動の制限，要介護への影響が大きい。また，その対象数が膨大であることも予想されている。さらに，骨粗鬆症により骨折を繰り返す例，1個人に椎間板変性が多発している例，1個人に膝関節軟骨の変性（変形性膝関節症）や腰椎椎間板の変性（変形性腰椎症），骨粗鬆症など複数の運動器疾患が併存している例など，いずれも対応が困難となる例が増加している。

　このような事態は，従来の個々の疾患に対する考え方の単なる延長だけでは対応が難しい新しい課題である。運動器疾患とその対策は新しい時代を迎えた

---

[*] 国立障害者リハビリテーション自立支援局

のである。この新しい事態に多くの人が気づき，自らが，また，たがいに共同してこの問題に対処していくには，新しい言葉，概念が必要である。この概念として，ロコモティブシンドローム（locomotive syndrome：運動器症候群）が提唱されている[1]。多くの人が運動器を90年という長期にわたり使用するという新しい視点が重要である。

2．運動器疾患と要介護

　整形外科に運動器障害で入院・手術を受ける人を年齢別，疾患別に検討すると，40歳代までは年齢による大きな症例数の違いは見られず，ほぼ一定であるが，50歳以降でその数が急速に増している。40歳代に比べて，50歳代は1.7倍に，60歳代は2倍を超え，70歳代はほぼ3倍に達している。その疾患内容は，骨粗鬆症関連の骨折，椎間板変性を中心とした脊椎疾患，そして軟骨変性による変形性膝関節症や，変形性股関節症が特に多い。これらはいずれも人がまっすぐ立ち自分で歩くことを困難にする疾患である（図序－1）[2]。

　介護を必要とする人は，介護保険法が実施された2000年に比べ約1.8倍と増

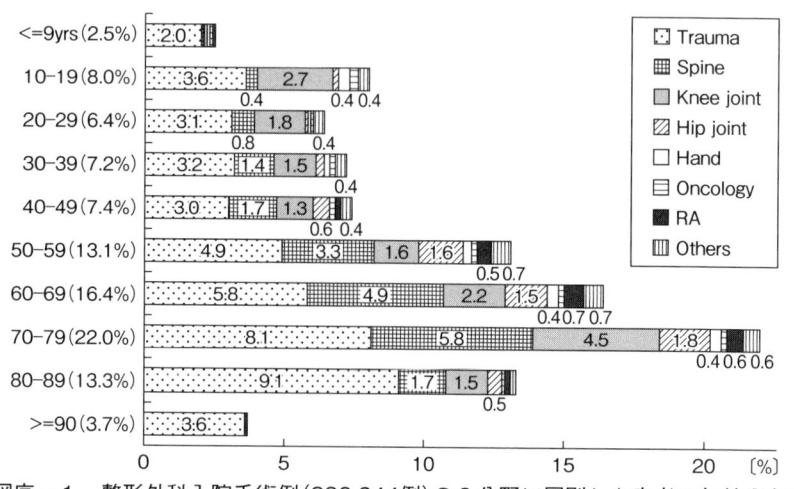

図序－1　整形外科入院手術例（226,644例）の8分野に層別した患者の年齢分布[2]

加し450万人を超えている。介護が必要になった原因をみると，転倒・骨折が9.3％，関節疾患が12.2％，脊髄損傷が2.5％で，運動器疾患が全体の24.0％を占め，運動器疾患の健康が要介護予防に重要なことを示している。

地域コホート研究では，対象集団の要支援・要介護の有病率は，65-69歳，70-74歳，75-79歳，80歳以上で，男性で0.0％，1.0％，6.3％，8.8％，女性で3.4％，3.5％，9.2％，14.7％である。そして，要支援・要介護の有病率は，その歩行速度（通常歩行でも最速歩行でも）と有意な関連があることが示されている[3]。

3．運動器の構成要素

運動器は，①骨格の支えである骨，②骨格の中の曲がる部分である関節，脊椎の椎間板，③骨格を動かしたり制御したりする筋肉，靭帯，神経系，という3つの要素から構成されている。これらの要素が連携することにより運動が可能となる。

各要素の疾病として，骨粗鬆症，骨粗鬆症関連骨折，変形性関節症，変形性脊椎症，サルコペニア（筋肉減少症），エンテソパチー（腱・靭帯が骨に付着する部分が引っ張られることによる痛み）などがある。各構成要素はこれらが相互に関係し，複合する。例えば，変形性膝関節症では周囲の大腿四頭筋の筋力の低下が起こり，その筋力の低下は関節の安定性を低下させ軟骨への負荷を増大させる。このような関節の障害は全身的には運動量の低下をきたし，骨量減少のリスクになる。その結果，これらの要素がマルチファクターとなって運動器の機能低下や痛みにつながる。

3要素の連携は治療を考える上でも重要である。例えば，股関節部の大腿骨近位部骨折の術後成績は受傷前の歩行能力の影響を受ける。これは骨折の外科治療は骨折した骨のみを修復することであり，股関節部の機能には筋力など周囲組織の健全さが必要であるからである。このような3要素の関連への配慮は，中高年以降，特に必要である。

4．運動器へのメカニカルストレスと栄養

　生物には外部や内部から力学的な負荷，メカニカルストレスが作用している。外部からは重力や外力などがあり，内部からも筋肉の力などがある。運動器はこれらの力によって破壊されないよう，その力に抵抗したり，そのエネルギーを吸収したりしている。

　運動器を構成する骨や軟骨，筋肉などは分解と形成を繰り返し，作り変えられることでその機能が，十分，働くことができる。その作り変えの要素となる栄養は重要である。骨に対するタンパク質，カルシウム，ビタミンD，筋肉に対するタンパク質などの大切さはよく知られている。

　一方，形成にあたって，動物の形や構造は最小の材料で最大の強度を得るように設計されている。理由として運動や移動におけるエネルギー効率をよくするためと考えられている。したがって，運動器の適正な形と構造の維持には，メカニカルストレスが適正であることが重要で，これが不足すると栄養も運動器の形成には生かされないことになる。

　メカニカルストレスは過剰も問題である。骨では疲労骨折，筋肉では筋挫傷（肉ばなれ），軟骨では軟骨損傷や変性，などが起こる。骨と筋肉には，血流があり，それぞれ骨芽細胞，サテライト細胞など修復に関わる細胞の存在も知られており，一定の条件がそろえば修復が行われる。一方，軟骨や椎間板（髄核）には，血行がなく，また，修復に関わる専用の細胞は存在せず，修復されにくい組織である点に注意がいる。

　現代社会では，一般に骨や筋肉に対してはメカニカルストレスの不足が問題となりやすい。しかし，中高年者は膝関節や腰椎椎間板での疫学でみるように，すでに変性が多くみられることから，特に負荷のかかりやすい膝関節の軟骨や腰椎の椎間板へ過剰なストレスにならないよう配慮が必要となる。

5．ロコモティブシンドローム

(1) 概　念（図序−2）

　ロコモティブシンドローム（運動器症候群，略称ロコモ）は，その疾病の予防的観点も含め，運動器の障害によって，生活活動の制限が起きていたり要介護になっていたり，そうなるリスクが高くなっていたりする状態をいう。
　ロコモティブオルガン（locomotive organs）は運動器のことである。locomotiveは「運動の」のほか「機関車」の意味もあり，アクティブなイメージのある言葉である。名称の由来はここにある。
　運動器疾患とその障害を構成する概念を赤池情報量基準（AIC）で各要素間の関連の強さを検討すると，運動器の疾病は，運動器の機能低下や疼痛を介して，生活活動制限，QOLの低下，要介護と関連があることが明らかになっている[5]。地域コホート研究からも，膝の痛みは男性で関節裂隙の狭小化のX線所見と強く相関していること[6]や，日本人女性で膝痛，腰痛は有意にQOL低

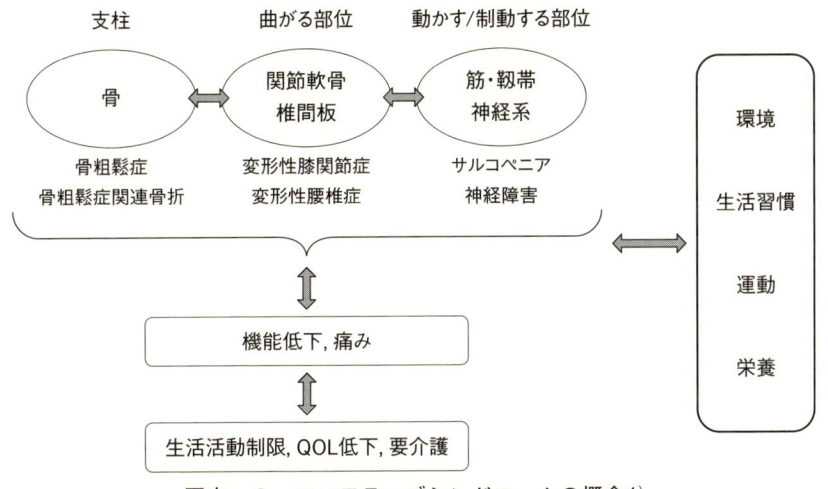

図序−2　ロコモティブシンドロームの概念[4]

下に関連する[7]など，これら，疾患と疼痛，疼痛とQOLなどの関連の強さを支持する結果が得られている。

また，これらの運動器疾患の発症，進行には運動や栄養，生活環境，メタボリックシンドローム（metabolic syndrome）の存在など，生活習慣が関連している[8]。

（2）疫　　学

一般住民を対象としたコホート研究で，エックス線画像上で所見（エックス線画像の評価基準であるKellgren-Lawrence法（K-L）2度以上）のある変形性膝関節症，変形性腰椎症，骨密度測定検査で判定できる骨粗鬆症の有病率が明らかにされている。有病率はいずれも年齢とともに高率となっている。変形性膝関節症は女性の方が多く60歳代女性ではおよそ60％に，変形性腰椎症は男性に多く60歳代男性では70％を超えている。骨粗鬆症（DXAによる大腿骨頸部）は女性に多く，60歳代以降に急激に増加し，70歳代で40％を超えている。

この結果から，日本における有病者数は変形性膝関節症2,530万人，変形性腰椎症2,790万人，骨粗鬆症は腰椎で640万人，大腿骨近位部で1,070万人と推定されている。また，これら3つのうち少なくとも1つ以上の変化がある人が40歳以上で4,700万人と推定されている[9]。

（3）徴候・症状

主な徴候・症状は，関節や背部の疼痛，関節や脊柱の機能低下（可動域制限，変形，筋力低下，バランス力の低下）である。具体的には，膝や腰背部の痛み，姿勢が悪くなった，膝の変形（O脚），体が硬くなった，歩きが遅くなった，転びやすい，などである。

中高年者では特にこれらが複合してみられる。

（4）自己チェック法（日本整形外科学会編）[10]

ロコモティブシンドロームの予防には早期発見が重要である。運動機能の低

下は徐々に進行することが多いことから，まず自分で気づくことが大切である．自己チェックのための7項目としてロコモーションチェック（略称，ロコモチェック）がある．これらは，日常生活の中で気づけるよう，普段の平地歩行より少し負担がかかる日常生活の状況が設定されている．1つでも該当すればロコモである可能性がある．

1．片脚立ちで，靴下がはけない．
2．家の中でつまずいたり，滑ったりする．
3．階段を上るのに，手すりが必要である．
4．横断歩道を青信号で渡りきれない．
5．15分くらい続けて歩けない．
6．2kg程度の買い物（1Lの牛乳パック2個程度）をして持ち帰るのが困難である．
7．家のやや重い仕事（掃除機の使用，布団の上げ下ろしなど）が困難である．

（5）診　　　断

　腰部，膝，足など局所の身体所見と検査所見を参考に，運動器疾患の有無を判定する．
　運動器疾患の有無と，運動機能検査の結果により診断する．運動機能評価法として，開眼片脚起立時間（秒），3m Timed up and go test（椅子から立ち上がり3m先で折り返し，再び椅子に座るまでの時間を計測），歩行速度，立ち上がりテスト，最大2歩幅値，などがある．
　そこで用いられている評価の値を参考としてあげる．

1）財団法人東京都高齢者研究・福祉振興財団：介護予防（特定高齢者把握事業）におけるより効率的・効果的スクリーニング指標の開発と応用に関する調査・研究事業（2008）
　通常歩行速度：男性5m 4.4秒以上，女性5m 5秒以上
　開眼片脚時間：男性20秒未満，女性10秒未満

握力：男性 29 kg 未満，女性 19 kg 未満
2）運動器不安定症の判定基準の運動機能
  a．開眼片脚起立時間　　　15秒未満
  b．3m Timed up and go test　　11秒以上
3）最大2歩幅値（最大2歩幅を身長で除した値)[11]
  正常高齢者は1.0以上
4）立ち上がりテスト[11]
  不自由のない日常生活には片脚で高さ 40 cm からの立ち上がり可が必要
  正常歩行には両脚で高さ 20 cm からの立ち上がり可が必要

(6) 重症度

膝や腰など運動器の症状，日常生活制限の程度で判定する[5]。

ロコモ尺度（重症度）
1. 無症状，障害なし
2. 運動器に関する愁訴・症状があるが，歩行・移動に制限がない
3. 運動器に関する症状があり，歩行・移動に支障があるが，日常生活は自立している（特定高齢者相当）
4. 日常生活の基本的ADL (activities of daily living：日常生活動作) はほぼ自分でできるが，手段的ADLには何らかの支援を要する（要支援1,2相当）
5. 手段的ADLを行う能力がさらに低下し，部分的な介護が必要（要介護1相当）
6. 基本的ADLについても部分的な介護が必要（要介護2相当）

(7) 予防と治療

ロコモチェックに当てはまる場合は，その重症度にあわせて負荷の少ない運動から徐々に運動を行い，運動を習慣化するよう努める。

最近，急に具合が悪い，現在，痛みがある，日常生活に支障がある，健康や

体力に不安があるような場合には，医療機関を受診するよう勧める．
　医療機関で，運動を禁止する理由のないとされた場合は，その重症度に応じた運動を少しずつ実施する．
1）中高年向けロコモーショントレーニング（日本整形外科学会編）[10]
　中高年者の歩行機能の改善トレーニングに必要な要件は，足腰の筋力の強化，バランス力の向上，そして膝関節や腰への負担が軽いことの3点である．中高年者では膝や腰に一定の変性がすすんでいることが多いからである．
　この3点を満たし，家庭でも簡単にできる方法として，「開眼片脚立ち」と「スクワット」をロコモーショントレーニング（略称，ロコトレ）として勧めている．
　a．開眼片脚立ち　目を開けた状態で，転倒しないように椅子や机などしっかりしたつかまる物の横に立ち，片脚を床につかない程度に上げ，そのまま1分間保つ．途中で倒れないように，支えに手を着いたり，脚を床に着いたりしてもいいので，1分間行うようにする．右脚が終わったら左脚でも行い，これを1セットとして，朝昼夜1日3セット行う．
　足指の皮膚や関節の状態などの情報が体につたわり，転倒しないよう筋肉の働きが起こり，バランスをとるネットワークが使われ訓練になる．
　通常の片脚立ちが困難な場合は，しっかりした机や椅子に両手または片手を添えて行うようにする．
　b．スクワット　肩幅より少し広めに足を広げて，足先を30°くらい外に開いて立ち，立った姿勢から椅子に腰掛けるようにお尻をゆっくりおろす．この時，膝への負担が大きくならないために，できるだけ膝先が爪先より前に出ないよう，また，膝が内側に入らないよう注意する．尻を軽く下ろすところから始め，膝は曲がっても90°を超えないようにする．ゆっくり5～6回の繰り返しを1セットとして，1日3セット行う．歩行に関係している大殿筋，大腿四頭筋や，体幹の筋肉，足首を安定させるための筋肉に力が入っていることを意識して行う．
　歩行に杖やシルバーカーを必要としていたり，伝い歩きで室内移動をしてい

る場合は，机に両手をついた状態でスクワットを行う．スクワットが困難な場合は，机に両手をついて椅子からの立ち上がりを繰り返すことから始める．

2）その他のロコモーショントレーニング

「ご当地体操」「太極拳」など各種の運動プログラムが全国各地域で行われている．これらの体操の多くはその中に「スクワット」と「片脚立ち」の要素が取り入れられており，ロコモの対策になる．自宅での「スクワット」と「片脚立ち」とを併用することも考えられる．

各種スポーツに参加することもロコモ予防として有用である．ウォーキング，ジョギング，水泳，卓球，などがある．実施にあたっては，種目に応じて基礎体力が必要であり，膝や腰に過剰な負担とならないよう配慮する．ロコトレ（スクワット，片脚立ち）はその基礎準備の1つとしても行える．

3）膝痛や腰痛のための体操

膝や腰などに問題がある場合には，それぞれ治療エクササイズが必要となる．膝の大腿四頭筋訓練，可動域訓練や，腰痛体操などである．状況により医師の指導の下に行う．筋力は周囲の関節へのショックを軽減できる作用があり，変形性膝関節症に対する大腿四頭筋の訓練はこれにあたる．

(8) 生活上の注意

運動器の健康の維持，改善には，運動器が適正に使用されていることが大切である．運動の不足も過剰も問題となる．現在，日本では一般に，筋肉や骨にとっては不足が問題となりやすいが，関節軟骨や腰椎の椎間板には過剰となりやすい点に注意がいる．

日常生活が，例えば，仕事でデスクワークが中心になっている場合，筋肉や骨にはメカニカルストレスが不足しがちであるが，腰椎椎間板には負担が過剰となりやすい．すこしずつ運動習慣をつけることが大切になる．一方，工場などで，繰り返し作業や不良姿勢での作業が続くような場合，体の一部に負担が集中しやすいため，体をリラックスさせほぐすような運動を取り入れるなどの工夫が必要となる．

体重のオーバーも運動器への過剰な負荷になりうる。メタボリックシンドローム対策として運動の励行と食事への配慮が勧められている。しかし，特定健康診査・特定保健指導による中強度の運動によって運動器の痛みを訴えることがあるとの報告[12]があり，このことはメタボ対策には同時にロコモ対策が必要なことを示している。その意味でも運動器にとって，運動と栄養が重要である。

疾病がある場合には，安静が必要なこともある。しかし，障害のある部位への負荷をできるだけ小さくし，全身としては運動を可能な範囲で行うことが可能であれば，これに努めることも考慮されてよい。

6．おわりに

中高年者になって顕在化する運動器の障害，ロコモティブシンドロームは超高齢社会が実現して，はじめて大きな課題となったものである。運動器は社会を作り上げるための実際の道具であり，その意味で社会の基盤をなしているものである。超高齢社会ではその基盤が危うくなっているともいえる。

運動器障害を構成する主な疾患はいずれも変性疾患であって，慢性に経過し，その発症や進行に生活習慣が関係している。したがって，その予防や治療には普段の生活を見直すことが大切となる。運動器は代謝の面からみれば，分解と形成により作り変えられており，その代謝には運動と栄養が重要な役割を果たしている。ロコモ対策として，運動習慣，栄養習慣を正しく見直すことが重要である。

エイジングに抵抗することは一般に難しいことである。しかし，その中にあって人が体を動かす，歩くということは対策をとることができ，直接的に効果がある。これからの高齢者の増加を考えると，このことを多くの人々にわかりやすく伝え，実践してもらう必要がある。

文　献

1) Nakamura K.：A"super-aged" society and the "locomotive syndrome". J Orthop Sci 2008；13；1−2.
2) Kadono Y., Yasunaga H., Horiguchi H. et al：Statistics for orthopedic surgery 2006−2007：data from the Japanese Diagnosis Procedure Combination database. J Orthop Sci 2010；15；162−170.
3) Yoshimura N., Oka H., Muraki S. et al：Reference values for hand grip strength, muscle mass, walking time, and one-leg standing time as indices for locomotive syndrome and associated disability：The second survey of the ROAD study. J Orthop Sci 2011；16；768−777.
4) 中村耕三：超高齢社会における新しい運動器学の構築とその病態解明，および先端的評価法・治療法の開発．日医雑誌 2012；140；2138−2142.
5) 岩谷力，中村耕三，赤居正美ほか：厚生労働科学長寿科学総合研究事業，運動器疾患の発症及び重症化を予防するための適切なプロトコール開発に関する調査研究平成22年度報告書，2011，p4−22.
6) Muraki S., Oka H., Akune T. et al：Prevalence of radiographic knee osteoarthritis and its association with knee pain in the elderly of Japanese population-based cohorts：the ROAD study. Osteoarthritis Cartilage 2009；17；1137−1143.
7) Muraki S., Akune T., Oka H. et al：Impact of knee and low back pain on health-related quality of life in Japanese women：the Research on Osteoarthritis Against Disability (ROAD). Mod Rheumatol 2010；20；444−451.
8) Yoshimura N., Muraki S., Oka H. et al：Association of knee osteoarthritis with the accumulation of metabolic risk factors such as overweight, hypertension, dyslipidemia, and impaired glucose tolerance in Japanese men and women：the ROAD study. J Rheumatol 2011；38；921−930.
9) Yoshimura N., Muraki S., Oka H. et al：Prevalence of knee osteoarthritis, lumbar spondylosis, and osteoporosis in Japanese men and women：the research on osteoarthritis/osteoporosis against disability study. J Bone Miner Metab 2009；27；620−628.
10) 日本整形外科学会編：ロコモティブシンドローム診療ガイド2010，文光堂，2010，p88−104.
11) 村永信吾，東拓弥，土屋瑠見子ほか：運動機能（歩行機能）と筋力評価．Prog Med 2010；30；3055−3060.
12) 宮地元彦，村上晴香，大森由実：メタボリックシンドロームを阻害する要因としてのロコモティブシンドローム．Prog Med 2010；30；3083−3086.

第1章　ロコモティブシンドロームの疫学
　　　　－地域住民コホートROADより－

吉村　典子*

1. はじめに

　運動器の障害は歩行障害を介して高齢者の生活の質（quality of life：QOL）を著しく損なうため，超高齢社会に突入したわが国における高齢者のQOLの維持増進や健康寿命の延伸，医療費の低減のためには，運動器疾患の予防対策は喫緊の課題である．そこで日本整形外科学会は，運動器の障害のために要介護となる危険の高い状態をロコモティブシンドローム（locomotive symdrome，以下ロコモ）と定義し[1]，要介護予防の立場から疾患横断的に運動器疾患をとらえ，その予防対策に乗り出している．

　しかし，ロコモの予防に必要な基本的疫学指標，すなわち有病率や発生率，危険因子を推定することは容易ではない．慢性に進行し経過が長いことが多い運動器疾患は発生の日時を特定することが困難であるため，一般住民の集団を設定して，集団全体について経時的に調査を行う必要があるからである．このような事情のために，有病者数が極めて多いと考えられるにもかかわらず，運動器疾患を目的疾患とした疫学研究は，まだ十分とはいえない．

　筆者らは，わが国の運動器疾患とそれによる運動障害，要介護予防のために，変形性関節症（osteoarthritis：OA）と骨粗鬆症（osteoporosis：OP）を中心とした運動器疾患の基本的疫学指標を明らかにし，その危険因子を同定することを目的として，2005年より大規模住民コホートROAD（Research on Osteoarthritis/osteoporosis Against Disability）の設立を開始し，2007年にベースライン調査が終了した[2,3]．現在ROADは3年目の追跡調査を終了し，結

＊　東京大学医学部附属病院22世紀医療センター関節疾患総合研究講座

果を解析中である。本章ではROADベースライン調査，追跡調査の結果からロコモの頻度を推定し，その原因である運動器疾患，特にOAの疫学的実態について報告する。

2. ロコモ原因疾患の頻度とその合併

厚生労働省国民生活基礎調査[4]の結果からみると，高齢者が要介護になる原因の運動器疾患の中で最も多いのは，関節疾患と骨折である。そこでロコモの頻度について，ここではOA，なかでも頻度の高い変形性膝関節症（膝OA）と変形性腰椎症（腰椎OA）及び骨折の原因となるOPの頻度について述べる。

(1) 変形性関節症の頻度

ROAD参加者3,040人（男性1,061人，女性1,979人，平均年齢70.3歳）のデータベースから，K-L2度以上をOAありとした場合の膝，腰椎のOAの有病率を検討したところ，40歳以上でみると，膝OAの有病率は全体で男性42.6％，女性62.4％であった[2]。一方，腰椎OAの有病率は40歳以上でみた場合，男性81.5％，女性65.5％であった[2]。これらの性・年齢別分布を図1-1，図1-2に示す。膝OA，腰椎OAともに明らかに年齢とともに有病率は高くなってい

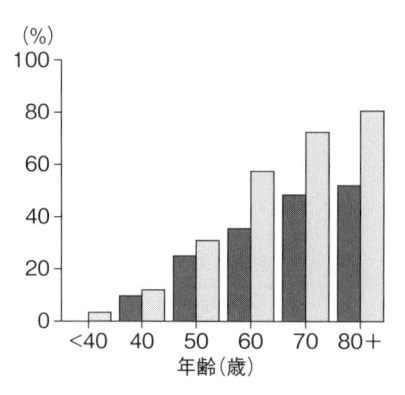

図1-1　変形性膝関節症の有病率[2] 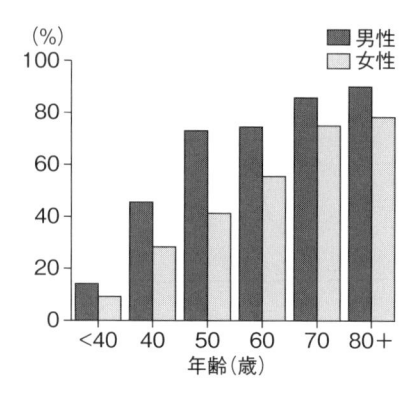　　　図1-2　変形性腰椎症の有病率[2]

た.性別にみると,膝OAは女性に,腰椎OAは男性に多いことがわかった.

この有病率を,平成17年度の年齢別人口構成に当てはめて,ここから本邦のOA有病者数(40歳以上)を推定すると,X線で診断される膝OAの有病者数は2,530万人(男性860万人,女性1,670万人),腰椎OAの有病者数3,790万人(男性1,890万人,女性1,900万人)となり,従来の試算よりもはるかに多いことがわかった.これらはいずれも無症状であるものを含んでの推計であるが,筆者らはすでにX線上変化を認めるOA潜在患者のうち,男性で1/4,女性で1/3が痛みを伴うことを報告しており[5,6],そこから見積もると,膝OAの有症状者有病者数は約800万人,腰椎OAは1,100万人となった.

(2)骨粗鬆症の頻度

次にROADデータベースより腰椎および大腿骨近位部の骨密度を測定した山村,漁村住民1,690人(男性596人,女性1,094人,平均年齢65.2歳)を対象に,日本骨代謝学会骨粗鬆症診断基準を用いてOPの有病率を求めたところ,40歳以上でみると,腰椎L_{2-4}で男性3.4%,女性19.2%,大腿骨近位部で男性12.4%,女性26.5%となっていた[2].これを性,年齢別に図1−3に示す.OPの有病率は女性においては年齢とともに高くなり,男女差をみると女性に多いことが明らかとなった.

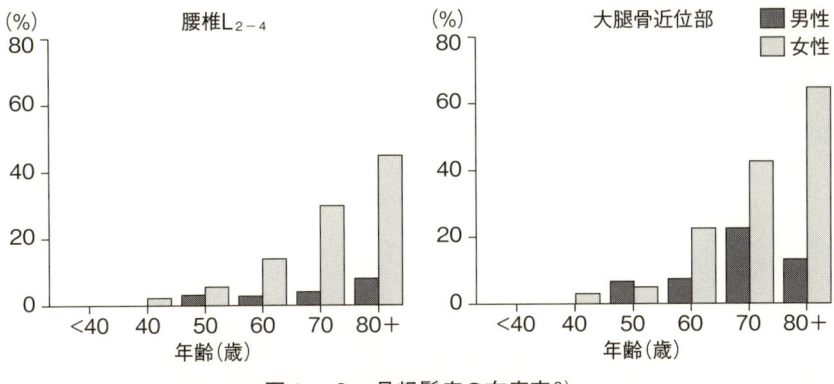

図1−3 骨粗鬆症の有病率[2]

これを平成17年度の年齢別人口構成に当てはめて，ここから本邦のOP有病者数（40歳以上）を推定すると，腰椎OPの有病者数は約640万人（男性80万人，女性560万人），大腿骨近位部OPの有病者数は約1,070万人（男性260万人，女性810万人），これらの診断箇所をまとめて，腰椎か大腿骨近位部のいずれかでOPと判断されたものは1,280万人（男性300万人，女性980万人）となった．

（3）変形性関節症または/かつ骨粗鬆症の有病者数

前項（1），（2）ではロコモの原因疾患であるOA，OPそれぞれの頻度について検討を加えてきた．しかし，ロコモ構成疾患別ではなく，ロコモそのものの頻度，すなわち，ここでは膝OA，腰椎OAあるいはOPのいずれかの頻度はどの程度になるのであろうか？

ROAD山村，漁村住民を対象として検討してみると，X線で膝，腰のOAあるいは骨密度で腰椎，大腿骨近位部のOPのいずれかと診断されるものの割合は男性で84.1％，女性で79.3％となり，特に70歳以上になると男女とも95％以上がOAかOPのいずれかの所見を持っていることがわかった．これを性，年齢別に図1－4に示す．これから推定される有病者数（40歳以上）は総数4,700

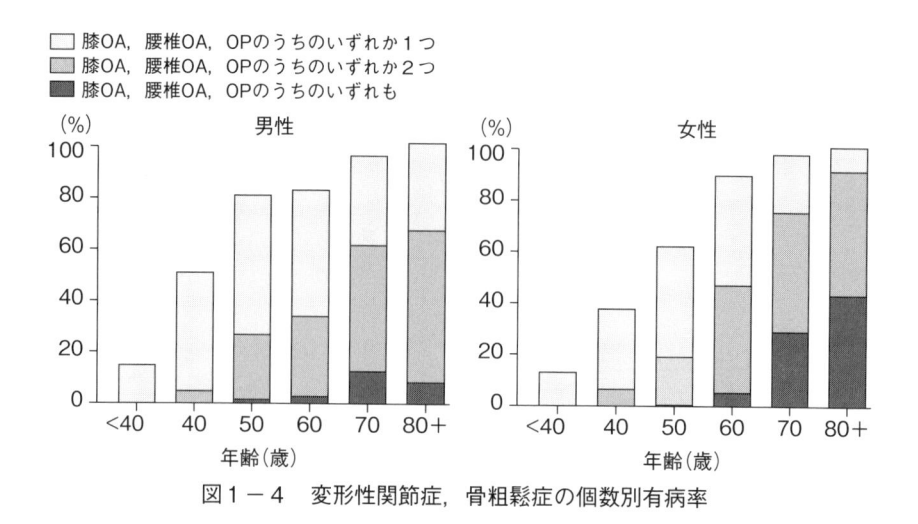

図1－4 変形性関節症，骨粗鬆症の個数別有病率

変形性膝関節症，変形性腰椎症の有病に関連する要因：体格と職業動作　　17

万人（男性2,100万人，女性2,600万人）と莫大な数となり，まさにロコモは国民病といえることが明らかになった．

一方，X線で膝および腰のOA，かつ骨密度で腰椎か大腿骨近位部のOPのいずれも持つものの割合は，男性で5.9%，女性で14.4%であった．この割合は，特に，女性において50歳代以降年齢とともに著明に増加しており，特に，70歳代で29.2%，80歳代以上42.9%が，これらのいずれもの所見を有することがわかった．これら膝OA，腰椎OA, OPすべてを合併する有病者数を推定すると，540万人（男性110万人，女性430万人）と，極めて多数であることがわかり，運動器疾患予防の重要性が浮き彫りとなった．

3．変形性膝関節症，変形性腰椎症の有病に関連する要因：体格と職業動作

ROADではロコモを構成する疾患として膝OA，腰椎OAと身体測定値，生活習慣項目との関連について検討を進めてきた．その結果，膝OA，腰椎OAに関連する要因として明らかになってきた要因は，体格，職業，栄養である．

まず，体格に関して，筆者らはROAD参加者のうち，60歳以上の参加者2,288人（男性818人，女性1,470人）を対象として，OAの有病の有無を目的変数とし，OAに関連する要因として，体格指数（body mass index（BMI）; kg/m^2）を説明変数として，年齢，性別，居住地域，飲酒，喫煙要因を調整して多変量解析を行った結果，膝OA，腰椎OAいずれに対してもBMIが高いことが有意に関連していることがわかった[5,6]．

次に，山村と漁村の参加者1,690人のうち，50歳以上の1,471人（男性531人，女性940人）を対象として過去に最も長く就労した職業において，最も多かった動作（座る，立つ，ひざまづく，ひざのまげのばし（スクワット），歩く，坂を上る，重いものをもつ）の頻度とOAとの関連を検討した[7]．その結果，座ることの多い仕事はK-L 2度以上の膝OA，腰椎OAと有意な負の相関がみられることがわかった．さらに立つ，歩く，坂を上る，重いものをもつなどの動作は膝OAに関連していることがわかったが，腰椎OAとは有意な関連を認め

なかった。これらより職業動作とOAとの関連は腰椎よりは膝に顕著にみられることが推定された。

4. 変形性膝関節症と栄養素との関連

OA, 特に膝OAについて,栄養との関連についても検討した。

栄養については, ROAD参加者のうち, 60歳以上で膝の手術を受けていない山村住民719人（男性270人,女性449人）を対象として, brief diet history questionnaire（BDHQ）を用いて行った詳細な栄養調査項目と膝OAとの関連を検討したところ,膝OAなしの群よりも膝OAありの群の方が1日のビタミンK摂取量が有意に低いことがわかった（男性:膝OAなし266 μg/日,あり228 μg/日,女性:膝OAなし253 μg/日,あり213 μg/日）。ビタミンK摂取量が高い方が膝OAが少ないという関係は,性,年齢, BMI, 総エネルギー摂取量を調整しても有意であった（$p<0.01$）[8]。

5. 変形性膝関節症とメタボリックシンドロームとの関連

メタボリックシンドローム（以下,メタボ）は要介護原因疾患の1位である脳卒中の原因となると考えられており,しかも肥満と関連が深い疾患である。一方,膝OAはロコモの原因疾患の一つであり,また,前述のごとく肥満と関連が深い。したがって,要介護の観点からみた場合,要介護原因疾患のそれぞれの関連を把握しておくことは重要であると思われる。

膝OAとメタボとの関連をみるために, ROADデータベースから,骨関節に加えて肥満度,耐糖能異常,脂質以上,高血圧いずれもの検診を実施し得た山村,漁村の住民1,690人（男性596人,女性1,094人）の結果を解析した。メタボの診断基準は2005年に内科学会で公表されたメタボリックシンドローム診断基準検討委員会の報告をもとにすれば,腹囲男性85 cm,女性90 cm以上で,かつ耐糖能異常,脂質異常,高血圧のうち基準2つ以上を満たすもの[9]となる。

しかし，筆者らの検診においては，腹囲の測定および空腹時血液採取は実施上困難があったため，今回の検討では，肥満は日本肥満学会の基準[10]に従って，BMI≧25とし，耐糖能異常，脂質異常については，国民健康・栄養調査の基準[11]にあわせて，耐糖能異常の基準をHbA1c≧5.5％または治療中，高脂血症の基準をHDLコレステロール＜40 mg/dLまたは治療中とした。血圧は収縮期血圧130 mmHg以上または拡張期血圧85 mmHg以上または治療中を高血圧とした。ここで膝OAの有無を目的変数とし，メタボ構成要素の数を説明変数として，性，年齢を調整してロジスティック回帰分析を行ったところ，膝OAのリスクは，肥満，耐糖能異常，脂質異常，高血圧のメタボ構成要素を1つも持たないものを基準にすると，1つ持つものでオッズ比が1.2，2で1.9，3つ以上メタボの要因を持つものでは2.7となり，メタボ構成要素の数を多く持てば持つほど，膝OAのリスクが増加することがわかった（図1-5）[12]。

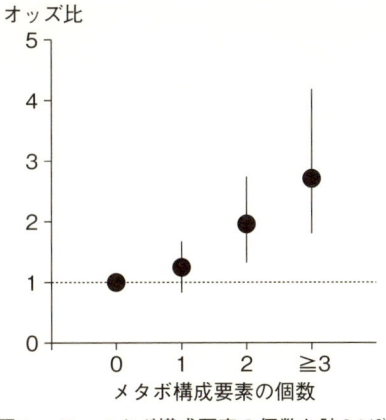

図1-5 メタボ構成要素の個数と膝OA[12]

6. 変形性膝関節症の累積発生率

前述のROADスタディは2008-2010年に3年目追跡調査にあたる第2回調査を行い，初回調査参加者3,040人中2,485人が参加した（81.7％，平均年齢69.3歳）。初回，第2回調査とも立位膝X線写真を撮像し，K-L 2度以上を膝OAと定義し，膝OAの発生率を求めた。ベースライン調査時にK-L 0, 1度であった1,098人（男性467人，女性631人）のうち追跡調査時にK-L 2度と診断されたものを新規発生とすると，膝OAの累積発生率は年間2.9％（男性2.1％，女性3.6％）であると推定された[13]。

7．おわりに

　今回の検討からロコモの原因疾患となる運動器障害を持つものは極めて多いことがわかった．さらに，有病者数は年齢とともに増加し，高齢者のQOLを障害する大きな要因の一つとなっていることも明らかになった．膝OAや腰椎OAに関連する要因も明らかになってきた．今回検討したOAやOPの有病者は必ずしも全員が症状を持っているわけではないが，今回の解析結果からみて，症状がなくても，すでにX線や骨密度検査では異常の範疇に入っていることは十分に考え得ることである．したがって，このような潜在患者に症状が出る前に，危険因子，増悪因子を取り除き，日常生活における活動障害に至らないようにできるかどうかが，今後の予防戦略の鍵となると考える．

　今回の検討からは，ロコモ原因疾患の一つである膝OAはビタミンK摂取量と関連が深いことがわかった．どのような栄養素がOAに関連しているかについては，まだ検討が始まったばかりであるが，栄養は，個人での一次予防が可能な健康増進項目の一つであり，栄養素の中で一つの指標が得られたのは今後の健康増進活動を推進する上で重要である．今後も研究を継続し，どのような食品をどの程度とるのが望ましいのかについてエビデンスを発信していきたい．

　高齢者の歩行能力に大きな影響を及ぼす膝OAについては，要介護原因疾患の1位である脳卒中の原因となるメタボと関連が深いこともわかった．メタボに代表される生活習慣病対策のスローガンは，1に運動，2に食事，しっかり禁煙，最後にクスリといわれているように，運動指導は，栄養指導，禁煙と並んで保健指導の大きな柱となる．しかしながら，今回の結果からメタボと診断されるものは少なからぬ割合で膝OAを持っており，そのために一律な運動指導では対応しきれない可能性がある．したがって，OAを伴うメタボには将来の脳血管障害発症予防のために特別の運動指導メニューを工夫する必要が出てくると思われる．

　最後に筆者らのROAD研究において，追跡調査の結果から膝OAの累積発生

率が推定された．今後，膝OA，腰椎OA，あるいはOPの累積発生率を指標として，それらの危険因子，予防因子が明らかになる．それらからエビデンスに基づいた生活指導が可能となることを目指していきたい．

文 献

1) 中村耕三：超高齢社会とロコモティブシンドローム．日整会誌 2008；82；1 − 2．
2) Yoshimura N., Muraki S., Oka H. et al：Prevalence of knee osteoarthritis, lumbar spondylosis and osteoporosis in Japanese men and women：the research on osteoarthritis/osteoporosis against disability study. J Bone Miner Metab 2009；27；620 − 628．
3) Yoshimura N., Muraki S., Oka H. et al：Cohort Profile：Research on Osteoarthritis/osteoporosis Against Disability (ROAD) Study. Int J Epidemiol 2010；39；988 − 995．
4) 厚生労働省：平成22年国民生活基礎調査の概況．
http://www.mhlw.go.jp/toukei/list/saikin/hw/k-tyosa/k-tyosa10/
5) Muraki S., Oka H., Mabuchi A. et al：Prevalence of radiographic lumbar spondylosis and its association with low back pain in the elderly of population-based cohorts：the ROAD study. Ann Rheum Dis 2009；68；1401 − 1406．
6) Muraki S., Oka H., Mabuchi A. et al：Prevalence of radiographic knee osteoarthritis and its association with knee pain in the elderly of Japanese population-based cohorts：the ROAD study. Osteoarthritis Cartilage 2009；17；1137 − 1143．
7) Muraki S., Akune T., Oka H. et al：Association of occupational activity with radiographic knee osteoarthritis and lumbar spondylosis in the elderly of population-based cohorts：the ROAD study. Arthritis Care & Research 2009；61；779 − 786．
8) Oka H., Akune T., Muraki S. et al：Low dietary vitamin K intake is associated with radiographic knee osteoarthritis in the Japanese elderly：Dietary survey in a population-based cohort of the ROAD study. J Orthopaedic Science 2009；14；687 − 692．
9) メタボリックシンドローム診断基準検討委員会：メタボリックシンドロームの定義と診断基準．日本内科学会雑誌 2005；94；749 − 809．
10) Examination Committee of Criteria for 'Obesity Disease' in Japan；Japan

Society for the Study of Obesity. New criteria for 'obesity disease' in Japan. Circ J 2002 ; 66 ; 987 – 992.
11) 厚生労働省：平成20年国民健康・栄養調査結果の概要.
http://www.mhlw.go.jp/houdou/2009/11/dl/h1109-1b.pdf
12) Yoshimura N., Muraki S., Oka H. et al : Association of knee osteoarthritis with the accumulation of metabolic risk factors such as overweight, hypertension, dyslipidaemia, and impaired glucose tolerance in Japanese men and women : The ROAD Study. J Rheum 2011 ; 38 ; 921 – 930.
13) Muraki S., Akune T., Oka H. et al : Incidence and risk factors for radiographic knee osteoarthritis and knee pain in Japanese men and women : A longitudinal population-based cohort study. Arthritis Rheum, in press.

第2章 ロコモティブシンドローム，メタボリックシンドロームとカルシウム摂取

上西 一弘[*]

1．はじめに

　成人の体内には約1kgのカルシウムが含まれている。その大部分はその構成成分として骨に含まれている。ロコモティブシンドロームの主要な原因が骨粗鬆症と変形性関節症であるならば，当然カルシウムがロコモティブシンドロームに対しても重要な関わりを持つことが考えられる。本章では，ロコモティブシンドロームとカルシウム摂取の関係について，骨粗鬆症，骨折，変形性関節症を取り上げ検討してみたい。また，近年，カルシウムとメタボリックシンドロームの関係についての報告もみられることから，メタボリックシンドロームとカルシウム摂取についても考えてみたい。

2．骨粗鬆症，骨折とカルシウム摂取

　カルシウムを多く摂取することが，骨粗鬆症，骨折の予防につながるか否か，これまでに報告されている論文を基に検討する。
　まず，カルシウム摂取と骨粗鬆症ということで，骨密度，骨塩量との関係をみてみる。カルシウム摂取と骨密度，骨塩量の関係を検討したメタアナリシスによると，多くの報告で有意な関連が認められている[1-7]。例えば，高齢者を対象とした報告では，Shea B. らは15の報告，1,806名の閉経後女性を対象としたメタアナリシスを行い，カルシウム補給のみの場合でも，プラセボグループよりも全身骨密度で2.05%（95% 信頼区間（CI）0.24−3.86），腰椎で1.66%

[*] 女子栄養大学栄養生理学研究室

(95%CI 0.92-2.39），大腿骨近位部で1.60%（95%CI 0.78-2.41），橈骨遠位部で1.91%（95%CI 0.33-3.50）の増加がみられたことを報告していた[6]。なお，この論文は現在，Cochrane Databaseからは取り下げられている。

一方，カルシウム摂取と骨折の関係についてみると，カルシウム摂取量を増やすことが，必ずしも骨折の発生を減少させることにつながるという報告ばかりではない[8-14]。Bischoff-Ferrari H.A.らのカルシウム摂取と骨折との関連についてのメタアナリシスでは，カルシウムを補給しても大腿骨近位部骨折の発生率には影響しないとする結果が発表されている[10]（図2-1）。しかし，このメタアナリシスでは，血中の25(OH)ビタミンD濃度が低い報告が多く[11]，ビタミンDとの併用により骨折発生が抑制されたとするメタアナリシスもある[12-14]（図2-2）。

これらの結果から，カルシウム摂取と骨粗鬆症，骨折の関係については，骨密度，骨塩量に対してわずかなプラス効果が見られるものの，骨折の予防については単独では必ずしも明確な効果があるとはいえないのが現状である。

しかし，これらの報告は比較的カルシウム摂取量の多い，欧米を中心としたものであり，わが国のようにカルシウム摂取水準の低い場合にも，当てはまるかどうかは疑問である。Nakamuraらは，40～69歳の日本人女性を対象としたコホート研究において，カルシウム摂取量が350 mg/日未満の中高年女性は，700 mg/日以上の女性よりも2倍，腰椎骨折を起こしやすい，という結果を発表している（図2-3）[15]。今後，無作為化比較試験を含め，さらなる研究が必要であるが，おそらく，わが国のようにカルシウム摂取が少ない場合には骨密度の減少，骨折の増加につながると考えられる。カルシウム摂取量の現状については後述する。

3．変形性関節症とカルシウム

変形性関節症，特に膝の変形にカルシウム摂取は有効かについての報告はほとんどみられない。膝の変形は，加齢に伴う関節の老化に，肥満による荷重な

図2−1　カルシウム摂取量と骨折[10]

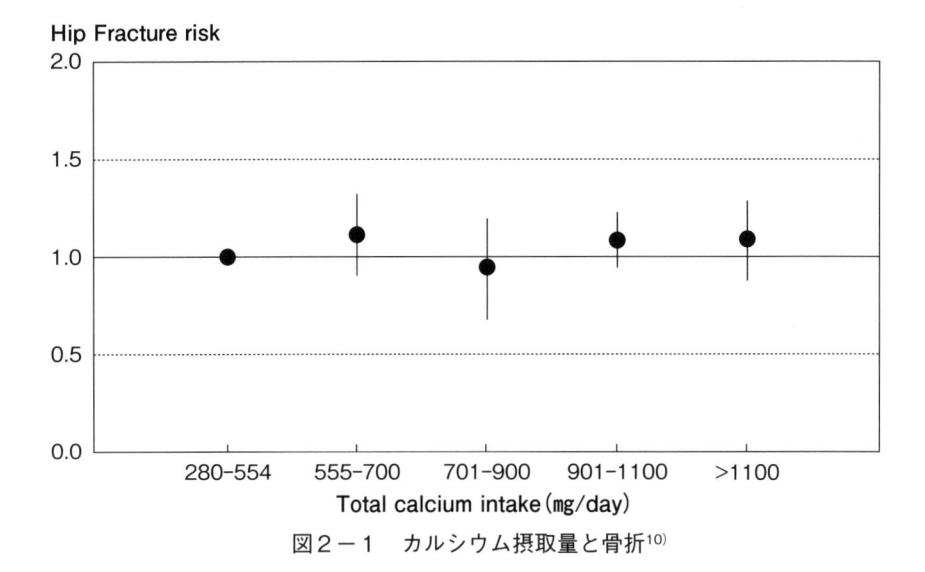

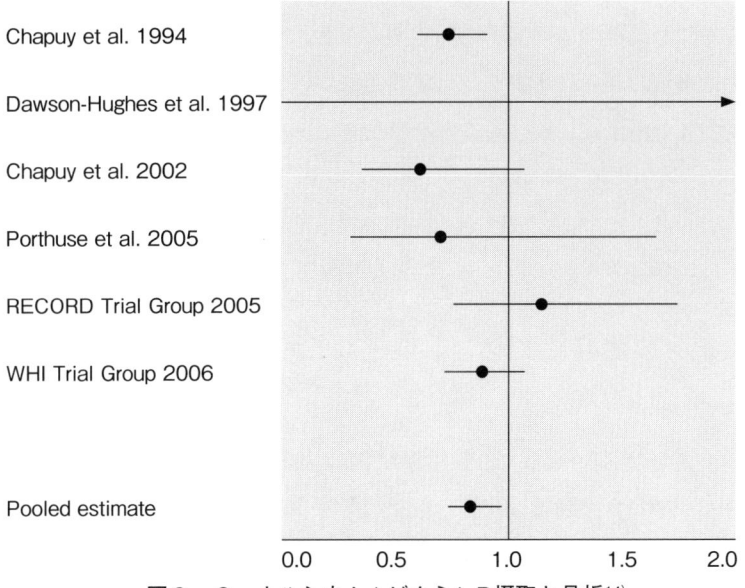

図2−2　カルシウム＋ビタミンD摂取と骨折[14]

図2-3 カルシウム摂取量と骨折[15]

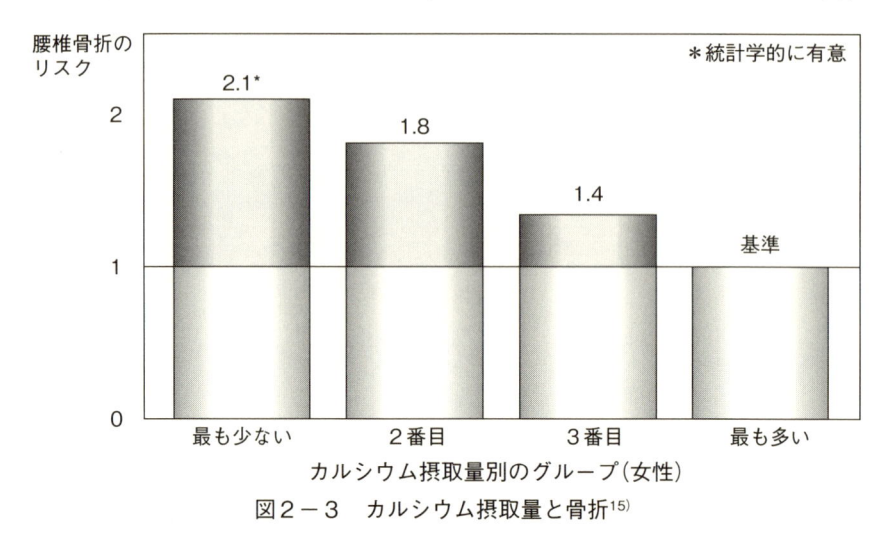

どの機械的な要因が加わって発症することが多く,直接,カルシウムが影響する可能性は少ないと考えられる。

吉村らは,「わが国の変形性関節症をはじめとする骨関節疾患の基本的疫学指標を明らかにし,その危険因子を同定すること,さらに,これら骨関節疾患の経過,各治療別の経過に影響を及ぼす要因について明らかにすることによって,わが国の要介護予防に資することを目的として,2005年より大規模臨床統合データベースの設立を開始した」と述べている[16]。この一連の研究活動,ROAD (Research on Osteoarthritis Against Disability) プロジェクトではカルシウムとの関係はみられず,ビタミンKとの関係が示されている[17]。

4. メタボリックシンドロームとカルシウム摂取
－イラン,アメリカ,日本の場合－

メタボリックシンドロームは腹部内臓脂肪の蓄積に,高血圧,脂質異常,糖代謝異常などが加わり,動脈硬化性の疾患の発症リスクを高めるものである。ロコモティブシンドロームとの関係は,おそらく図2-4のようになり,重なり合う部分も多いといえる。特に,肥満者はメタボリックシンドロームである

4．メタボリックシンドロームとカルシウム摂取　27

ロコモティブシンドローム
（約4,700万人）

メタボリックシンドローム
（約2,000万人）

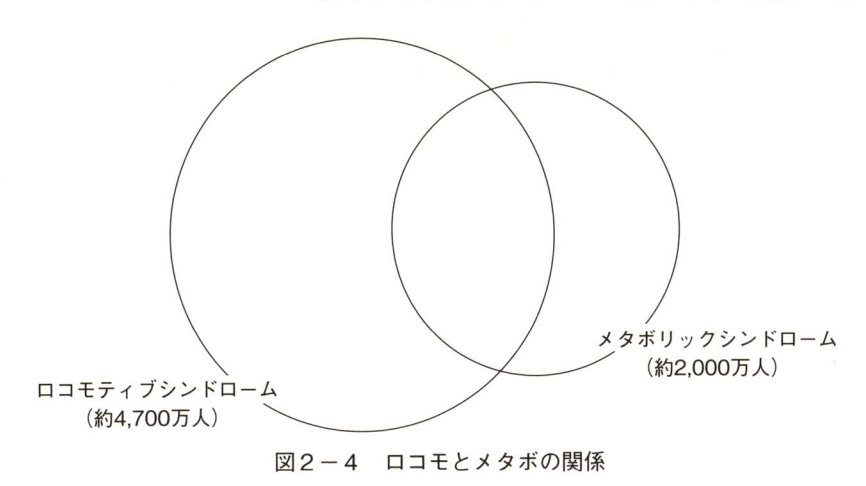

図2－4　ロコモとメタボの関係

ことが多く，変形性の膝関節症を併発するケースも多い。

　近年，メタボリックシンドロームとカルシウム摂取についての興味深い調査結果が報告されている。Azadbakht L. らのイランから報告[18]では，カルシウム含量の多い牛乳・乳製品の摂取量が多いほどメタボリックシンドロームの有病率が低いことが示され，メタボリックシンドローム関連項目の中では，牛乳・乳製品の摂取量が多いほど腹囲，血圧，HDLコレステロールは良好であったと報告されている。

　図2－5はアメリカの女性を対象とした報告であり，イランの報告と同様にカルシウム摂取量が多いほどメタボリックシンドロームの有病率が低くなっている[19]。メタボリックシンドローム関連項目をみると，BMI，腹囲，血圧，糖代謝，HDLコレステロールに対してよい影響を与えている。

　これらの報告からカルシウム摂取量が多いとメタボリックシンドロームのリスクが低下する可能性が考えられるが，これらの結果をそのままわが国に当てはめることには，食生活の違いなどもあり問題も多い。日本人を対象とした同様の結果が上西らによって報告されている。対象者は日本人成人8,659名であり，習慣的な牛乳・乳製品摂取とメタボリックシンドロームに関する横断的な検討を行った[20]。非喫煙者を対象に，牛乳および乳製品の摂取量をカルシウム

Ca摂取量20パーセンタイル以下(516 mg)群を1とした場合のオッズ比

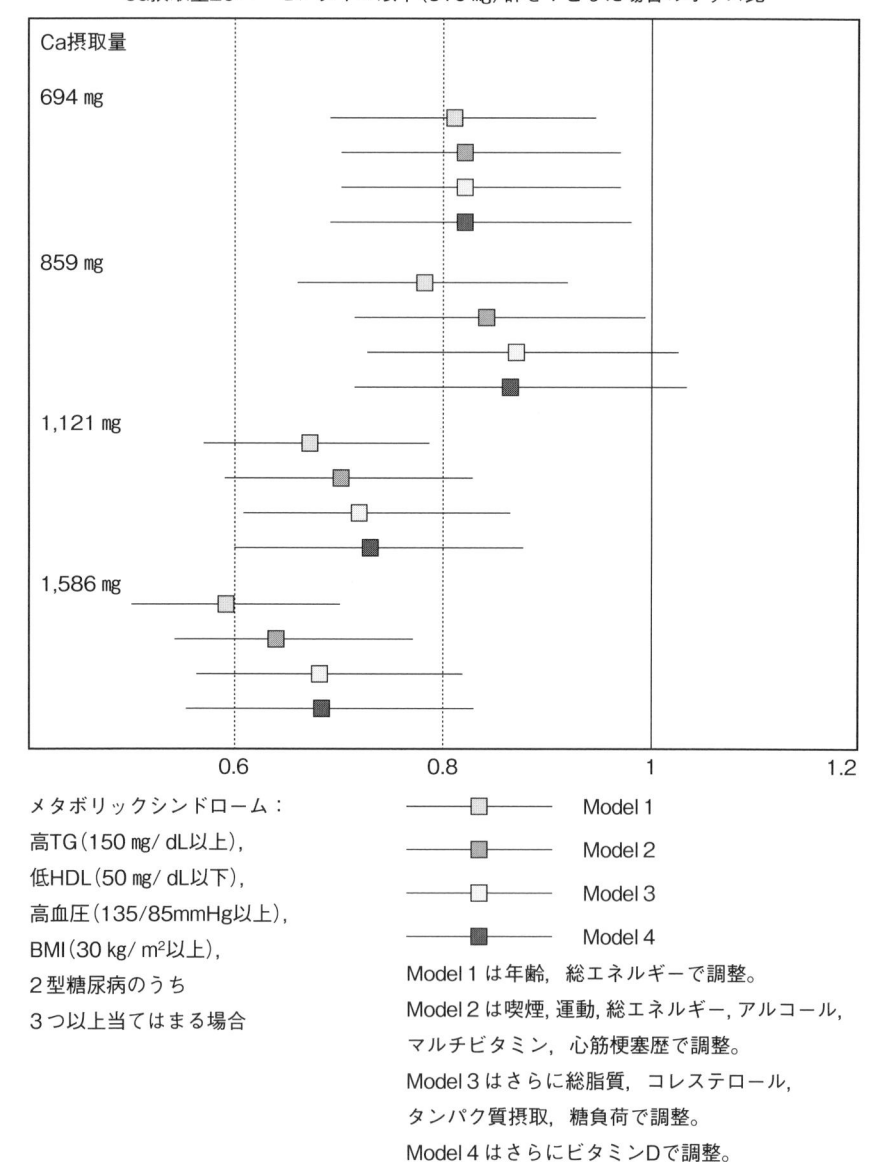

Ca摂取量	
694 mg	
859 mg	
1,121 mg	
1,586 mg	

メタボリックシンドローム：
高TG(150 mg/dL以上)，
低HDL(50 mg/dL以下)，
高血圧(135/85mmHg以上)，
BMI(30 kg/m²以上)，
2型糖尿病のうち
3つ以上当てはまる場合

- □ Model 1
- ■ Model 2
- □ Model 3
- ■ Model 4

Model 1 は年齢，総エネルギーで調整．
Model 2 は喫煙，運動，総エネルギー，アルコール，マルチビタミン，心筋梗塞歴で調整．
Model 3 はさらに総脂質，コレステロール，タンパク質摂取，糖負荷で調整．
Model 4 はさらにビタミンDで調整．

図2-5　カルシウム摂取状況とメタボリックシンドロームのオッズ比（アメリカ）[19]

4. メタボリックシンドロームとカルシウム摂取

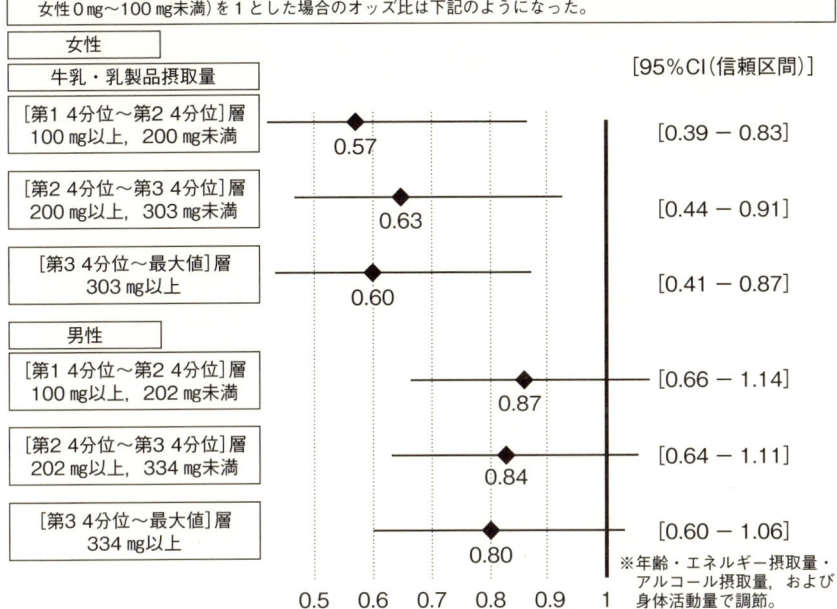

○牛乳・乳製品摂取量を4分位に分け，最小値〜第1 4分位点までの摂取量最小層（男性0mg〜100mg未満/女性0mg〜100mg未満）を1とした場合のオッズ比は下記のようになった。

女性 牛乳・乳製品摂取量	オッズ比	[95%CI(信頼区間)]
[第1 4分位〜第2 4分位]層 100mg以上，200mg未満	0.57	[0.39 − 0.83]
[第2 4分位〜第3 4分位]層 200mg以上，303mg未満	0.63	[0.44 − 0.91]
[第3 4分位〜最大値]層 303mg以上	0.60	[0.41 − 0.87]
男性		
[第1 4分位〜第2 4分位]層 100mg以上，202mg未満	0.87	[0.66 − 1.14]
[第2 4分位〜第3 4分位]層 202mg以上，334mg未満	0.84	[0.64 − 1.11]
[第3 4分位〜最大値]層 334mg以上	0.80	[0.60 − 1.06]

※年齢・エネルギー摂取量・アルコール摂取量，および身体活動量で調節。

図2−6　牛乳・乳製品摂取量とメタボリックシンドロームの関連

換算で4分位に分けて検討したところ，女性では，カルシウム摂取量が多いとメタボリックシンドロームの有病率は低くなっていた（図2−6）。男性でも有意差はないものの，同様の傾向がみられた。メタボリックシンドローム関連項目とカルシウム摂取量の関係をみると，図2−7に示すように，女性ではカルシウム摂取量が増えると，腹囲は低下していた。体重，BMIも同様の結果がみられた。収縮期血圧と中性脂肪はカルシウム摂取の量に依存して低下していた。一方，HDLコレステロールはカルシウム摂取の量に依存して高値を示した。男性では明確な差がみられたのは，収縮期血圧，拡張期血圧であり，両者ともにカルシウム摂取量に依存して低下していた。

以上のように，カルシウム摂取量を増やすことは，メタボリックシンドロームの発症を低くする可能性が示されている。今後は介入研究や縦断的な検討によって，メカニズムも含めた検討が必要である。メタボリックシンドローム，

30   第2章 ロコモティブシンドローム，メタボリックシンドロームとカルシウム摂取

女性

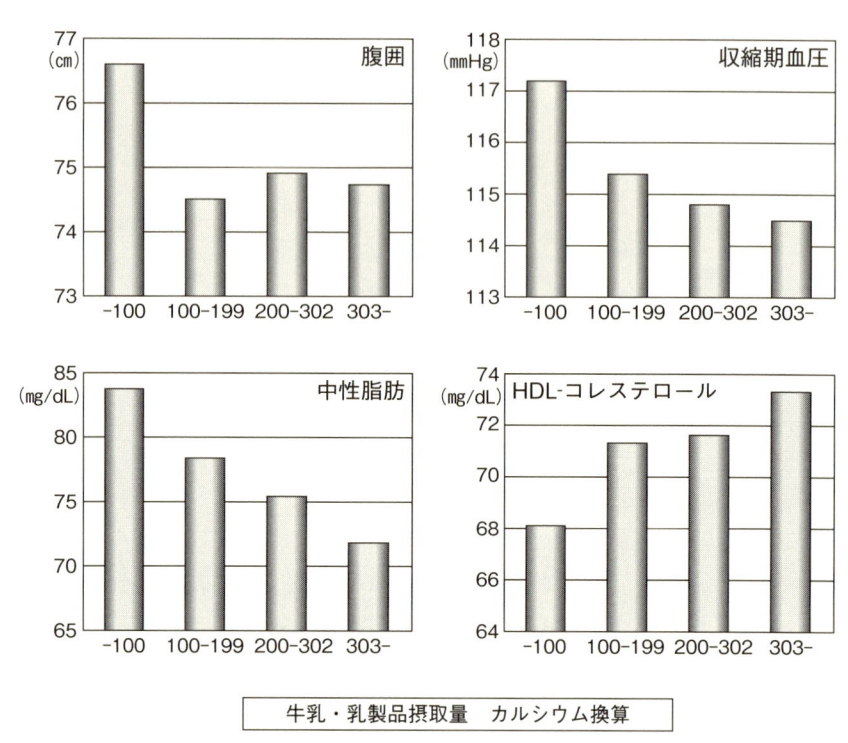

[腹囲のグラフ: -100で約76.6, 100-199で約74.5, 200-302で約74.9, 303-で約74.7 (cm)]

[収縮期血圧のグラフ: -100で約117.2, 100-199で約115.4, 200-302で約114.8, 303-で約114.5 (mmHg)]

[中性脂肪のグラフ: -100で約84, 100-199で約78, 200-302で約75, 303-で約72 (mg/dL)]

[HDL-コレステロールのグラフ: -100で約68, 100-199で約71.3, 200-302で約71.6, 303-で約73.5 (mg/dL)]

牛乳・乳製品摂取量　カルシウム換算

図2-7　牛乳・乳製品摂取量とメタボリックシンドローム関連項目

特に，体重の減少あるいは増加の抑制は，変形性膝関節症の予防につながるといえ，ロコモティブシンドロームの予防にもつながるといえる。

5．カルシウム摂取の現状

カルシウム摂取はロコモティブシンドローム，メタボリックシンドロームの両方に関わる可能性があることが示された。それではこれらの予防のためには，どの程度のカルシウムを摂取すればよいのであろうか。

健康な日本人を対象とした必要量については，「日本人の食事摂取基準

（2010年版）」がある[21]（p.114，表8－1）。これによれば，成人のカルシウム必要量は男性で650-800 mg，女性で600-650 mgとされている。なお，推定平均必要量は個人では不足の確率が50％，集団では半数の対象者で不足が生じると推定される摂取量であり，推奨量は個人の場合には不足の確率がほとんどなく，集団の場合には不足が生じていると推定される対象者がほとんど存在しないと推定される摂取量である。個人を対象に必要量を考える場合には推奨量を目指すべきである。

　骨粗鬆症を考慮した摂取基準は，「骨粗鬆症の予防と治療ガイドライン2011年版」に示されている[22]（表2－1）。カルシウム必要量は800 mgとされており，先の日本人の食事摂取基準よりも多めに設定されている。これは先に示したようにカルシウム摂取量を増やすことは骨密度，骨塩量の増加，維持につながる可能性があること，および骨粗鬆症の薬物治療の際，選択的エストロゲン受容体モデュレーター（SERM）やビスフォスフォネート製剤，PTH製剤を服用する際にも，これらの薬剤の効果を十分に引き出すために，適量のカルシウム摂取は必要であるという根拠に基づいて設定されている。

　わが国のカルシウム摂取量の現状は，平成20年（2008年）の国民健康・栄養調査結果[23]を見ると，全体の平均値は511 mg/日であり，低い水準にある（図2－8，表2－2）。年齢階級別に検討すると，多くの年代で摂取水準が低いが，特に，15歳以上で学校給食の牛乳の摂取がなくなることもあり，摂取量が少なくなっている。まずは推奨量の摂取を目指すことが重要である。

6．サプリメントとしてのカルシウム摂取の注意

　近年，カルシウム摂取と心血管疾患の関係が報告されている[24]。これはカルシウム剤やカルシウムサプリメントにより，心血管疾患のリスクが高まる可能性があるというものである。ただし，同じ量のカルシウムが食品由来の場合には，そのようなリスクの上昇はなく，カルシウム供給源の違いが重要ということを示唆している。わが国での報告はないが，カルシウム剤やカルシウムサプ

表2-1　骨粗鬆症の食事療法
－骨粗鬆症の予防と治療ガイドライン－

	摂取目標量	推奨レベル
カルシウム	食品から700〜800 mg （サプリメント，カルシウム薬を使用する場合には注意が必要である）	グレードB
ビタミンD	400〜800IU （10〜20 μg）	グレードB
ビタミンK	250〜300 μg	グレードB

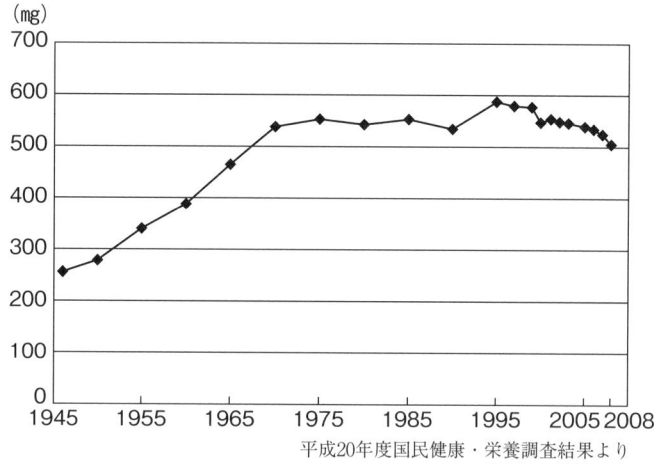

図2-8　カルシウム摂取量の年次推移
（国民1人1日当たり）

平成20年度国民健康・栄養調査結果より

リメントを使用する際には注意が必要といえる。

　厚生労働者は日本人の食事摂取基準（2010年版）において，カルシウムの耐容上限量として1日当たり2,300 mgという数値を設定している[21]。通常の食事でこの量を超えることは難しいが，カルシウム剤やカルシウムサプリメントを使用する場合には超えることもありえる。

表2−2　カルシウム摂取基準と摂取量の分布

	年齢	摂取基準 推定平均必要量	推奨量	摂取量 平均値	標準偏差	中央値
男性	1−2歳	350	400	360.1	179.9	331.4
	3−5歳	500	600	442.2	220.1	407.6
	6−7歳	500	600	587.9	237.3	556.0
	8−9歳	550	650	684.7	241.0	630.4
	10−11歳	600	700	749.1	247.3	705.8
	12−14歳	800	1000	678.2	256.6	640.8
	15−17歳	650	800	534.9	253.0	505.4
	18−29歳	650	800	455.1	280.3	396.7
	30−49歳	550	650	442.1	232.2	392.9
	50−69歳	600	700	552.7	264.3	509.5
	70歳−	600	700	549.9	268.5	505.6
女性	1−2歳	350	400	335.7	201.1	321.1
	3−5歳	450	550	400.1	162.1	400.5
	6−7歳	450	550	564.3	232.5	531.4
	8−9歳	600	750	601.2	230.3	604.1
	10−11歳	600	700	626.3	196.0	605.0
	12−14歳	650	800	609.1	252.8	571.0
	15−17歳	550	650	431.5	208.8	395.2
	18−29歳	550	650	409.7	219.0	369.4
	30−49歳	550	650	439.5	224.3	406.0
	50−69歳	550	650	546.7	276.0	498.3
	70歳−	500	600	518.8	256.8	483.1

単位：mg/日
摂取基準は日本人の食事摂取基準(2010年版)より
摂取量は平成20年国民健康・栄養調査結果より

7．おわりに

　カルシウムはロコモにもメタボにも重要な栄養素である。カルシウム摂取量を増やすことは，骨塩量や骨密度を増加させる，あるいは維持することにつながる。また，わが国のようにカルシウム摂取水準の低い地域では，骨折の抑制にもつながると考えられる。さらに，肥満やメタボリックシンドロームのリスクの低下にもつながることが期待できる。一方で骨粗鬆症の予防や治療を通して，ロコモティブシンドロームのリスク低下にもつながる可能性がある（図2−9）。しかし，わが国のカルシウム摂取量の水準は依然として低く，「日本人

の食事摂取基準」,「骨粗鬆症の予防と治療ガイドライン」で示されている数値を目標に,摂取量を増やすように心がけることが必要といえる。

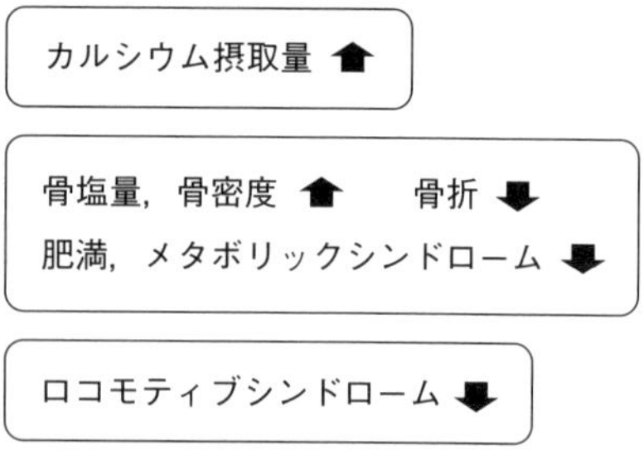

カルシウム摂取量 ⬆

骨塩量,骨密度 ⬆　　骨折 ⬇
肥満,メタボリックシンドローム ⬇

ロコモティブシンドローム ⬇

図2−9　カルシウム摂取量とロコモティブシンドローム

文　献

1) Cumming R. G.：Calcium intake and bone mass：a quantitative review of the evidence. Calcif Tissue Int 1990；47；194−201.
2) Welten D. C., Kemper H. C., Post G. B. et al：A meta-analysis of the effect of calcium intake on bone mass in young and middle aged females and males. J Nutr 1995；125；2802−2813.
3) Sasaki S., Yanagibori R.：Association between current nutrient intakes and bone mineral density at calcaneus in pre- and postmenopausal Japanese women. J Nutr Sci Vitaminol 2001；47；289−294.
4) 佐々木敏：Evidence-based Nutritionに立ったカルシウム栄養：カルシウム摂取量と骨密度・骨折に関する疫学研究の系統的レビューより．Clinical Calcium 2002；12；1316−1319.
5) 伊木雅之,久保田恵：カルシウム摂取の有効性．地域保健におけるエビデンスに基づく骨折・骨粗鬆症予防ガイドライン,p19−25,伊木雅之編,日本公衆衛生協会,2004.
6) Shea B., Wells G., Cranney A. et al：Calcium supplementation on bone loss in postmenopausal women. Cochrane Database Syst Rev 2004；(1)；CD004526.
7) Winzenberg T., Shaw K., Fryer J. et al：Effects of calcium supplementation on bone density in healthy children：meta-analysis of randomized controlled trials. BMJ 2006；333；775−778.
8) 森田明美：骨折とカルシウム−カルシウム補充は骨折防止に役立つか？−．骨粗鬆症治療 2007；6；60−63.
9) Xu L., McElduff P., D' Este C. et al：Dose dietary calcium have a protective

effect on bone fractures in women? A meta-analysis of observational studies. Br J Nutr 2004 ; 91 ; 625-634.
10) Bischoff-Ferrari H. A., Rees J. R., Grau M. V. et al : Effect of calcium supplementation on fracture risk : a double-blind randomized controlled trial. Am J Clin Nutr 2008 ; 87 ; 1945-1951.
11) Bischoff-Ferrari H. A., Dawson-Hughes., Baron J. et al : Calcium intake and hip fracture in men and women : a meta-analysis of prospective cohort studies and randomized controlled trials. Am J Clin Nutr 2007 ; 86 ; 1780-1790.
12) Nieves J. W., Lindsay R. : Calcium and fracture risk. Am J Clin Nutr 2007 ; 86 ; 1579-1580.
13) Tnag B. M. P., Eslick G. D., Nowson C. et al : Use of calcium or calcium in combination with vitamin D supplementation to prevent fractures and bone loss in people aged 50 years and older : a meta-analysis. Lancet 2007 ; 370 ; 657-666.
14) Boonen S., Lips P., Bouillon R. et al : Need for additional calcium to reduce the risk of hip fracture with vitamin D supplementation : evidence from a comparative meta-analysis of randomized controlled trials. J Clin Endocrinol Metab 2007 ; 92 ; 1415-1423.
15) Nakamura K., Kurahashi N., Ishihara J. et al : Calcium intake and the 10-year incidence of self-reported vertebral fractures in women and men : the Japan Public Health Centre-based Prospective Study. Br J Nutr 2009 ; 101 ; 285-294.
16) 吉村典子：変形性関節症の疫学研究 〜大規模コホート研究ROADより〜. Clinical Calcium 2009 ; 19 ; 1572-1557.
17) Oka H., Akune T., Muraki S. et al : Association of low dietary vitamin K intake with radiographic knee osteoarthritis in the Japanese elderly population : dietary survey in a population-based cohort of the ROAD study. J Orthop Sci 2009 ; 14 ; 687-692.
18) Azadbakht L., Mirmiran P., Esmaillzadeh A. et al : Dairy consumption is inversely associated with the prevalence of the metabolic syndrome in Tehranian adults. Am J Clin Nutr 2005 ; 82 ; 523-530.
19) Liu S., Song Y., Ford E. S. et al : Calcium, vitamin D, and the prevalence of metabolic syndrome in middle-aged and older U. S. women. Diabetes Care 2005 ; 28 ; 2926-2932.
20) 上西一弘，田中司朗，石田裕美ほか：牛乳・乳製品摂取とメタボリックシンドロームに関する横断的研究．日本栄養・食糧学会誌 2010 ; 63 ; 151-159.

21) 厚生労働省「日本人の食事摂取基準」策定検討会報告書：日本人の食事摂取基準（2010年版），第一出版，2009.
22) 骨粗鬆症の予防と治療ガイドライン作成委員会編：骨粗鬆症の予防と治療ガイドライン2011年版，ライフサイエンス出版，2011.
23) 厚生労働省：平成20年国民健康・栄養調査結果の概要．2009.
24) Bolland M. J., Avenell A., Baron J. A. et al：Effect of calcium supplements on risk of myocardial infarction and cardiovascular events：meta-analysis. BMJ. 2010 Jul 29；341：c3691. doi：10.1136/bmj. c3691.

第3章　食事リン摂取と骨健康およびQOL

武田　英二[*], 山本　浩範[*],
奥村　仙示[*], 竹谷　豊[*]

1. はじめに

　リンは生体で6番目に多いミネラル因子であり，正常成人の体内には約600gから700gの無機リンがあり，その80-90％が骨に，15％が軟部組織に，9％が骨格筋に存在する。ほとんどは細胞内陰イオンとして存在し，中間代謝物あるいは炭水化物，脂質，タンパク質の構造の一部を構成している。

　リンの生体での作用としては，細胞膜のリン脂質として細胞構造保全，リン酸化や脱リン酸化を介した酵素活性の調節，脂質・糖質・核酸タンパク代謝およびエネルギー代謝の調節，酸塩基平衡の調節，リン酸カルシウムとして骨石灰化，血漿カルシウムイオンレベルの調節がある。細胞内有機リンとしてATPの高エネルギー結合を形成し，生理代謝的過程に貢献し，解糖系に必須の調節因子である。また，2,3-ジホスホグリセレート（2,3-DPG）の内因子として組織に酸素を供給する呼吸に関与している。

　健常成人の血清リン濃度は2.5-4.5 mg/dL（0.9-1.5 mM）である。小児では，成長ホルモンの分泌量が多く，性腺ホルモンのレベルは低いため，4-7 mg/dL（1.3-2.3 mM）と高値を示す。男性では加齢とともに血清リン濃度は低下し，女性では閉経後上昇し，男性より約0.3 mg/dL高い。この上昇は血中エストロゲンの減少のためであるとされる。日内変動があり，午前8～11時に最低となり，午後に高値を示す。その変動幅が0.5-1 mg/dLに及び，また，食後には糖の細胞内取り込みと解糖系の促進に伴って血清リン濃度が1.0-1.5

---

[*] 徳島大学大学院ヘルスバイオサイエンス研究部臨床栄養学分野

mg/dL低下する。したがって，血清リン濃度を評価するには一定の条件下で測定することが大切である。

2．生体でのリン恒常性の調節

リンは食事中には有機リン酸として豊富にあり，消化の過程で無機リン酸となって吸収される。ヒトでは1日のリン摂取量は800 mgから1,200 mgで，小腸からその60％から70％が吸収され，30％から40％は便中に排泄される。生体内外のリン出納のバランスが安定していれば，尿中へのリン排泄量は腸管でのリン吸収量と等しい。血中リン濃度を調節する機序として，小腸からの吸収，細胞内外の移行，骨からの動員，腎臓からの排泄が関与するが，腎臓でのリン濃度調節機能が最も重要な役割を果たしている[1,2]（図3－1）。

腸管のリン吸収に関わる分子は，Ⅱ型ナトリウム依存性リントランスポーターであるNaPi-Ⅱbおよび Ⅲ型のPiT-1/PiT-2である[3,4]。NaPi-Ⅱbが約40％の

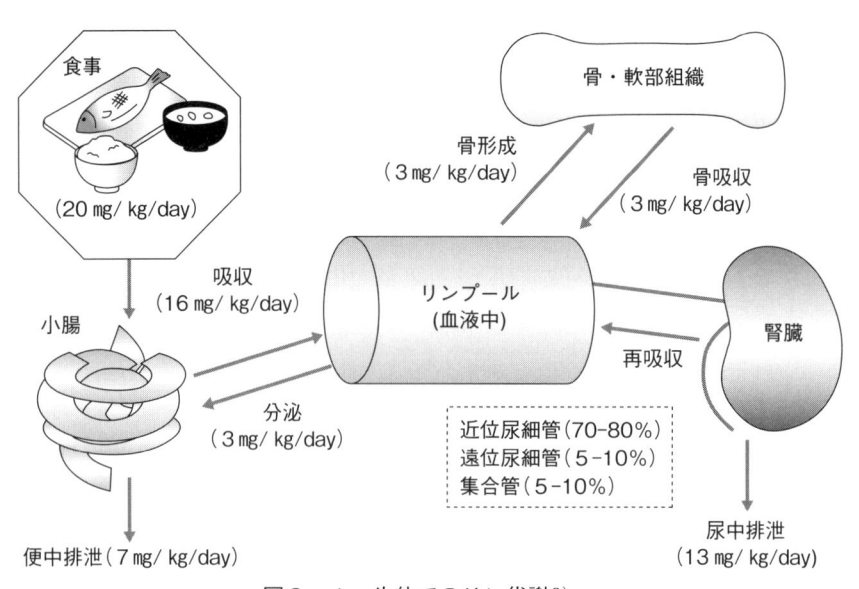

図3－1　生体でのリン代謝[6]

腸管リン吸収を担っており，ビタミンDにより調節されている[5, 7]。腎尿細管でのリン代謝調節に関わるトランスポーター分子はII型のNaPi-IIaとNaPi-IIcおよびIII型のPiT-1/PiT-2である[3, 8, 9]。NaPi-IIaおよびNaPi-IIcはともに，腎近位尿細管刷子縁膜に局在する。NaPi-IIaおよびNaPi-IIc発現は，リン制限により増加するが，高リン食摂取，副甲状腺ホルモン（parathyroid hormone：PTH）および線維芽細胞増殖因子-23（fibroblast growth factor-23：FGF-23）により発現が低下する。マウスでは，NaPi-IIaは腎のリン再吸収の約70%を担っている[10]。NaPi-IIc欠損は，ヒトで小児期にくる病，低身長，尿中リン排泄および高カルシウム血症を呈する高カルシウム尿を伴う遺伝性低リン血症性くる病（hereditary syndrome of hypophosphatemic rickets and hypercalciuria：HHRH）を呈する[9, 11, 12]。しかし，マウスやラットではNaPi-IIcが欠損しても症状はみられない。したがって，マウスやラットでは，NaPi-IIaがリン再吸収の中心であるが，ヒトでは，NaPi-IIcがリン再吸収の主な分子と考えられる。

　リン代謝は食事性リン，PTH，活性型ビタミンDなどに加え，FGF-23，MEPE（matrix extracellular phosphoglycoprotein）などで調節されている[13]。FGF-23は常染色体優性遺伝低リン血症性くる病（autosomal-dominant hypophosphatemic rickets：ADHR）の原因遺伝子として同定された[14]。ADHR患者でみられるFGF-23遺伝子変異によって恒常性機能を示すため，腎リン利尿を促進し，低リン血症およびくる病を引き起こす。FGF-23分泌は高リン血症により促進される。FGF-23はNaPi-IIaおよびNaPi-IIc発現を抑制し，リン利尿を促進する[15, 16]。また，25水酸化ビタミンD-1α水酸化酵素（1α水酸化酵素）活性を抑制して血中活性型ビタミンD_3（1,25水酸化ビタミンD）濃度を低下させる[16-18]（図3-2）。その結果，NaPi-IIb発現が低下して腸管でのリン吸収が低下する[19]。PTHもNaPi-IIaおよびNaPi-IIc発現を抑制してリン利尿を促進するが，1α水酸化酵素を活性化し，1,25水酸化ビタミンD濃度を増加させる。その結果，NaPi-IIb発現が増加して，腸管でのリン吸収を促進させる。

図3－2　FGF-23による生体でのリン代謝調節

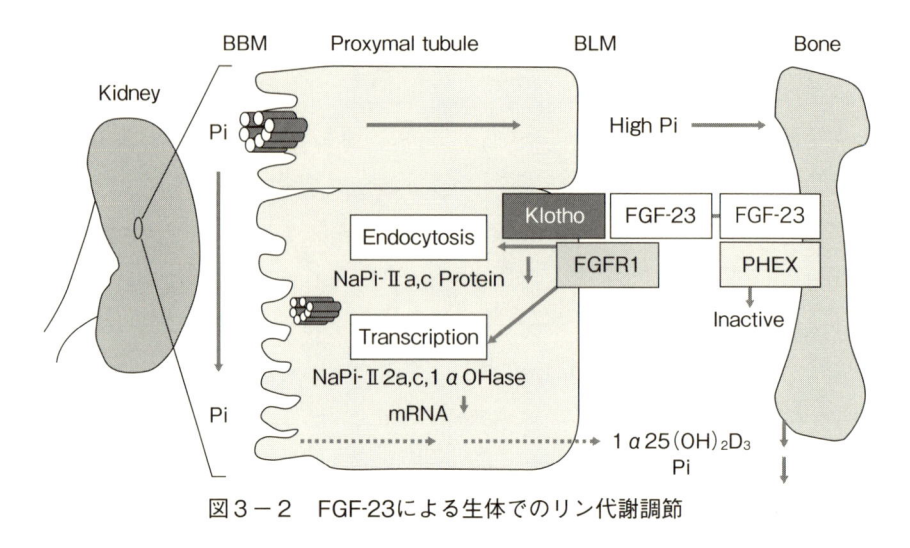

3．リン欠乏症および過剰症

(1) リン欠乏症

　リン欠乏はリン摂取不足によって起こるが，特に，解糖系に重要なグリセロアルデヒド3リン酸脱水素酵素が阻害される。このため中枢神経，筋，赤血球エネルギー代謝に対してATP低下，2,3-DPG低下がみられ，酸素－ヘモグロビン解離カーブが左方へ移動して末梢への酸素補給や輸送が低下する[20]。尿中へのリン排泄促進によるリン欠乏の原因としては，代謝性アシドーシスや副甲状腺機能亢進症などがある。また，代謝性・呼吸性アルカローシスではリンが細胞内に移動し低リン血症を呈する[21]。

　低リン血症は2.4 mg/dL（0.8 mmol/L）以下とされるが，症状は1.0 mg/dL（0.32 mmol/L）以下になるまでみられない。症状は主に神経筋症状で，筋力低下，心室機能低下，酸素供給低下，人工呼吸離脱障害，高エネルギー利用低下，呼吸筋障害，倦怠，無関心，傾眠，昏睡がみられる。糖尿病性ケトアシド

ーシス時の急性呼吸障害も低リン血症によると考えられる[22]。主に糖尿，ケトン尿，多尿がみられるときにインスリンを投与すると，グルコースのリン酸化が促進されるためである[23]。重症低リン血症では神経筋，心血管障害をきたすが，リン補給で改善する。リン補給でICU患者の心筋機能が回復することも報告されている[24]。

表3-1 低リン血症の原因

1. 腎尿細管でのリン再吸収減少
   液性因子：PTH, PTHrP, FGF-23
   腎尿細管障害：Fanconi症候群，薬物障害
   　　　　　　　尿細管性アシドーシス，家族性低
   　　　　　　　リン血性ビタミンD抵抗性くる病
2. 細胞へのリン移行
   (中心)静脈栄養療法
   糖尿病性ケトアシドーシスの回復期
   呼吸性アルカローシス，敗血症
3. リン摂取量不足
   飢餓，絶食，吸収不良症候群
4. その他
   リン吸着剤服用，制酸剤服用，重金属中毒

　低リン血症は入院患者の約3%にみられるが，重症者では28%，特に，重症外傷，多呼吸や他の呼吸障害，また，感染症患者でも多くみられる（表3-1）。クローン病，短腸症候群，慢性アルコール症，栄養不良，頻回下痢嘔吐，長期制酸剤服用および遺伝性低リン血症で低リンがみられる[25]。症状は倦怠，無関心，傾眠，昏睡，赤血球脆弱化がみられる。長期アルミニウム，マグネシウム制酸剤ではリン吸収や利用が低下するので，低リン血症を併発しやすい。伴性家族性低リン血性くる病（XLH）では低リン血症のために，小児では成長障害やくる病がみられ，成人では関節症や骨軟化症がみられる[26]。XLHでみられる腎尿細管でのリン再吸収障害に，FGF-23やMEPEが関与していると考えられる。

　慢性栄養不良では体タンパクが分解し，筋崩壊や細胞内リンは低下する。血中リン濃度は比較的正常値に保たれることが多いので，リン欠乏を判定することは困難である。特に，栄養不良で中心静脈栄養（TPN）管理された患者では，大量の炭水化物やアミノ酸投与によりリン必要量が増え，リン排泄量も増える。このときリン補給が不十分であれば低リン血症を呈する。これはインスリン分泌によりグルコース利用が亢進し，高エネルギーリン酸，リン脂質，リン酸化タンパク付加などのリン利用が亢進するためである。TPNによる低リン血症は1980年頃に注目され，リンは脂肪乳剤のリン脂質として供給された。

　ICU患者でも低リン血症がみられるが，TPNを受けている栄養不良患者では

薬剤の影響も受けやすい。特に重炭酸投与やカテコールアミン投与により血中リン濃度は低下する[26]。テオフィリンやフロセミドを投与された慢性閉塞性肺疾患（COPD）患者やドーパミンを投与された腎不全患者では尿中リン排泄が増加する[27]。3度熱傷患者では利尿期に尿中リン排泄が増加し、組織合成の促進に伴ってリンは細胞内に取り込まれるので低リン血症を呈する。

長期のTPN投与によって40-100％の患者に骨密度低下や骨組織変化がみられ、在宅患者では骨減少が43％、骨粗鬆症が41％、骨痛が35％、骨折が10％にみられた[28]。TPN中のカルシウムおよびリン含量は不十分で、特に、未熟児では骨ミネラル低下の危険因子と考えられる。

（2）リン過剰症

食物中細胞膜、植物の細胞壁、可溶性細胞タンパク質の成分としてリンは含まれている。通常の食生活では、リン摂取量はカルシウム摂取量より常に多く、さらに年々増加している（図3-3）[29]。カルシウムとリンの摂取量がアンバランスのときに骨組織や腎臓に影響を及ぼす。リンを1日2,000 mg以上の

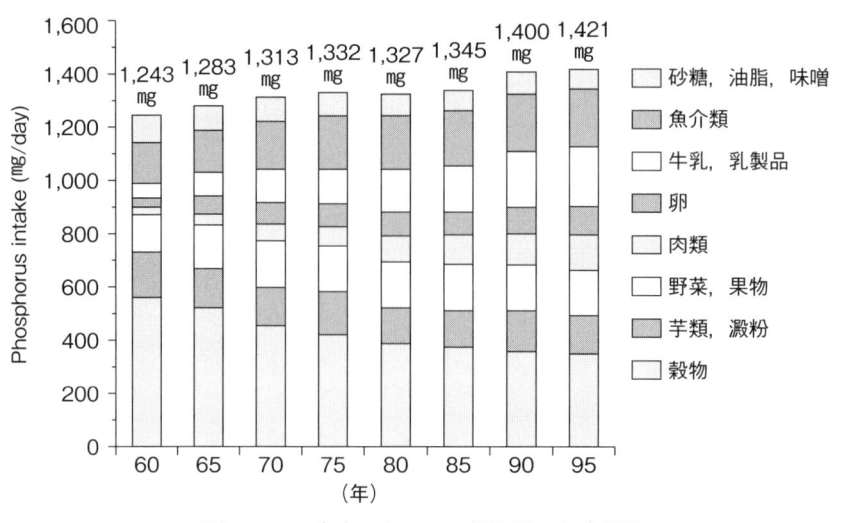

図3-3　食事からのリン摂取量の年次推移

過剰に摂取するとカルシウム出納のバランスは負となる。高リン血症では低カルシウム血症や副甲状腺機能亢進症を呈する。特に，慢性腎不全や透析患者では高リン血症がみられ，そのために線維性骨炎などの骨障害や生命予後に影響を与える心血管障害を呈する。

表3-2　カルシウム・リン摂取量がアバランスになる原因

1. カルシウムを含む食品は限られている
2. リンはどの食品にも含まれている
3. リン添加加工食品の消費
4. 牛乳・乳製品摂取量の減少
5. リンを含む清涼飲料水の過剰摂取
6. リンを含むサプリメントの使用

カルシウムとリン摂取量がアンバランスになる原因としては，カルシウムを含む食品は限られるが，リンはどの食品にも含まれていること，リン添加加工食品の消費増加，牛乳・乳製品の摂取量減少，リンを含む清涼飲料水消費量が増加，およびリンを含むサプリメントの使用量増加などがある（表3-2）[30, 31]。

成人ではカルシウム摂取量のうち約60-70％が牛乳・乳製品からであるが，牛乳・乳製品からのリンは20-30％である。乳児，幼児，未成年ではリン摂取量のうち32-48％ほどが牛乳・乳製品由来である。過去20年で牛乳を飲む人は18％減少したが，清涼飲料水を飲む人は32％も増加した。清涼飲料のほとんどはリンを含むが，カルシウムは含まない。したがって，10代や青年期にとって牛乳摂取量の減少および清涼飲料摂取の増加によるカルシウム摂取量の減少により骨健康が障害される可能性が危惧される。

タンパク質を1g摂取すると15mgのリンを摂取することになるので，肉・魚類また穀類は各々1日のリン摂取量のうち20〜30％を供給していると考えられる[30]。さらに，食品中リン添加物は，1979年に成人のリン摂取量の約20〜30％で320mg/日であったが，1990年には470mg/日に増加し[32]，今後はさらに多くなると予想される。食品成分データベースには，食品加工に使用された食品添加物は考慮されていないので，実際のリン摂取量はさらに多いと考えられる。

4. リンと慢性腎疾患

(1) 血管石灰化と高リン血症

　慢性腎疾患（CKD）患者の血中FGF-23濃度は腎機能低下とともに上昇し，透析患者では異常高値を示す[33-36]。FGF-23の上昇は，リン尿細管再吸収を阻害してリン利尿を促している。腎機能がさらに低下するとFGF-23が高値であるにもかかわらず，リン排泄は低下することから，CKD末期ではFGF-23による代償機構が破綻していると考えられた。また，血中FGF-23濃度と活性型ビタミンD濃度が逆相関することから，リン排泄を促すFGF-23が活性型ビタミンD生成を活性化すると考えられる[33]。このように，CKD患者ではリン蓄積を防ぐためFGF-23が分泌されているが，これが早期からの活性型ビタミンD低下の原因となっていると考えられる。さらに腎機能が低下すると，FGF-23やPTHによるリン排泄ができなくなり，血清リン濃度が上昇する。また，FGF-23による活性型ビタミンD低下は，PTH分泌を促進するため二次性副甲状腺機能亢進症（secondary hyperparathyroidism：SHPT）を呈することになる[37]。早期のCKD患者では，FGF-23濃度はPTHよりも早くから上昇している[38]。このことは，CKD患者では早期からリン過剰であることを示している。

　透析患者では40％から60％が高リン血症を示す。高リン血症は，直接あるいはFGF-23作用を介してPTH分泌を促進する。PTHは，骨吸収を促進して骨からリンが遊離するので，リン濃度はさらに増加する。透析患者の高リン血症およびカルシウム・リン積の増加が死亡の危険因子である[39]。この原因として，血管石灰化が注目されている。透析患者における冠動脈石灰化は，冠動脈疾患を有する非透析患者に比して2.5から5倍多く，透析期間が10年以上の若年成人患者においても，冠動脈石灰化が高率に認められる[40, 41]。また，透析患者の冠動脈石灰化は虚血性心疾患の程度とも関連している[42]。

　透析患者でみられる動脈硬化症の特徴として，atherosclerosis（アテローム

硬化) に加えてarteriosclerosis (びまん性の動脈壁硬化) が，広範かつ高度に認められることである[43]。特に，arteriosclerosisに伴う血管石灰化 (メンケベルグ型の中膜石灰化) は，動脈壁の弾力性を低下させるとともに脈波速度を上昇させる[43, 44]。その結果，収縮期血圧上昇，拡張期血圧低下，左室後負荷増加，冠動脈還流圧低下を引き起こし心筋虚血の原因となる。また，血管石灰化は動脈壁の圧反射の感受性を低下させ，自律神経系による血圧調節機構も障害する[45]。以上のことから，高リン血症が血管石灰化を促進し，心血管合併症や死亡のリスクを増加させると考えられる。

(2) 慢性腎疾患患者に対する早期リン栄養管理

透析患者だけでなく透析導入前のCKD患者においても，リン管理が重要と考えられる。推定糸球体濾過量 (GFR) 40-50 mL/分前後のCKD患者を対象とした研究では，血清リン値の上昇が独立した死亡リスクであることが示された[46, 47]。また，心筋梗塞後患者に対するスタチンの有効性を試験した研究でも，推定GFRが70-80 mL/分と非常に早期のCKD患者において，血清リン値が心血管リスクおよび死亡リスクであることが示された[48]。また，透析導入時のFGF-23上昇が，独立した死亡リスクであることが示された。

FGF-23は活性型ビタミン産生を抑制するが，透析患者において活性型ビタミンD治療が心血管リスク，死亡リスクの低減に関与している可能性が示されている[49]。また，高リン血症およびFGF-23はCKD進行のリスクである[50, 51]。このことは透析患者のみならず血中リン濃度が正常の早期CKD患者においても血中FGF-23濃度を指標にしたリン摂取のコントロールが重要であることを示している。

5．心血管疾患とリン

血清リン酸濃度と心血管疾患 (CVD) の関係は，腎臓病患者だけでなく健常者においても認められる (図3-4)[52]。したがって，リン栄養学の発展は

心血管疾患の治療や予防法の開発につながる重要な課題である。健常人でも血清リン酸濃度の増加が心血管疾患の発症に関与するのであれば，より早期から動脈硬化の発症に影響を及ぼすことが考えられる。

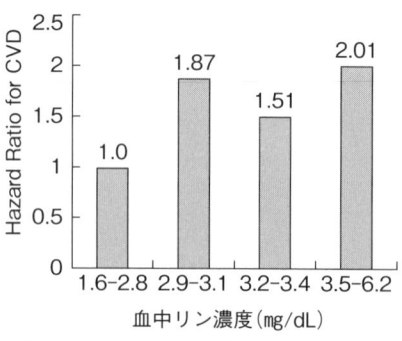

図3－4　血清リン濃度と心血管疾患リスクの関係[52]

(1) 血管石灰化とリン

血管石灰化の発症機構には，血管平滑筋細胞の骨・軟骨細胞への分化が関与しており，リンが，直接影響を及ぼすことが明らかにされている。血管壁細胞が高リンにより骨芽細胞様細胞に分化する[53]。骨芽細胞の分化マーカーであるアルカリホスファターゼ（ALP），オステオポンチン（OPN），オステオカルシン（OC）などの発現がみられる。また，ヒト動脈硬化病変，特に石灰化病変部においてⅡ型コラーゲン，SOX9などの軟骨細胞マーカー遺伝子の発現も確認されている[54]。血管壁細胞の骨芽細胞および軟骨細胞への分化を促進する因子として，酸化LDL，炎症性サイトカイン，酸化ストレス，bone morphogenetic protein-2（BMP-2）が知られているが，高リン血症も重要な因子と考えられる。血管平滑筋細胞にもPiT-1が発現しており，リン濃度増加によりPiT-1を介した細胞内へのリン輸送の促進により，Runx2やOC遺伝子の発現が誘導され，石灰化が引き起こされる[55,56]。

(2) 血管内皮機能と高リン

血管内皮細胞を高リン濃度にさらすと，活性酸素種（ROS）の産生が増大し血管弛緩因子である一酸化窒素（NO）産生を抑制した[57]。さらに，高リンのNO産生抑制にはプロテインキナーゼC（PKC）を介した内皮型NO合成酵素（eNOS）の497番目のセリン残基のリン酸化が関与することが見いだされた[58]。活性酸素はNOと反応してより強力なROSであるペルオキシナイトライト

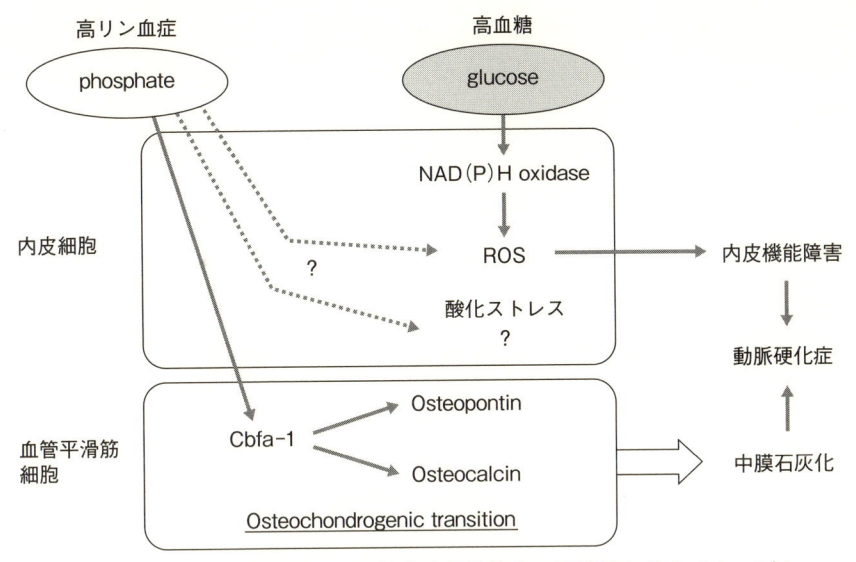

図3-5 高リン血症による血管内皮機能障害の可能性とそのメカニズム

(ONOO-) を産生し，単球/マクロファージ走化性促進因子（MCP-1）などの発現を誘導し炎症性反応を惹起することで動脈硬化促進につながる。血管内皮細胞に発現しているPiT-1およびPiT-2を介してリンが細胞内に取り込まれることにより血管内皮細胞機能が障害される。また，DiMarcoらも高リンにより血管内皮細胞の酸化ストレスが増大し血管内皮細胞のアポトーシスを誘導することを見いだしている[59]。以上のことから細胞外リン酸濃度の上昇は，NaPi-Ⅲを介した細胞内へのリン酸流入の増加を介して細胞内に何らかのシグナルを伝達し，PKC活性化やROS産生増加などを引き起こしていると考えられた（図3-5）。

6．リン摂取量

日本人のリン摂取量についての従来の報告としては，1975年から1979年に算出した寺岡らの値は成人男子では1日当たり1,200 mg[60]，平田らは1日1,300

mg[61]，五島の試算値も 1 日1,200－1,300 mgとされている[62]。また，加藤が行った調査では，リン摂取量は1,330 mgで，リン出荷数量からみた食品リン添加物は58.2 mgであった[63]。

　日本人の食事摂取基準（2010年版）では，成人のカルシウム摂取基準（推奨量）は600－800 mg/日，リン摂取基準（目安量）は900－1,000 mg/日，摂取カルシウムとリンの比は 1 対 1 から 1 対 2 の範囲である。しかし，リン摂取が 2 gを超えると，カルシウム出納は負のバランスを示し，副甲状腺機能亢進をきたすことが指摘されているので，過剰摂取には注意が必要である。食品中のリン含量を見ると，カルシウムの豊富な食品のリン含量はカルシウムとほぼ同量であるが，ビタミンDの豊富な食品のリン含量はカルシウムに比し，はるかに多く含まれている。リン含有量の多い食品は，基本的に干し物，乳製品，魚・肉類などが指摘されている[64]。特に多く含むものに，アーモンド，ごま，落花生，プロセスチーズ，脱脂粉乳があり，魚・肉類もほとんどが150－300 mg/100 gである。牛乳・ヨーグルト・アイスクリームなどの乳製品，米・パンなどの穀類は100 mg/100 gと含有量は比較的少ないが，食する量も多いため摂取量としては大きいと考えられている。

　米国では1989年および1997年には健常成人のリン摂取基準量は800 mgおよび700 mgとしている。さらに，米国では成人のリン摂取量の30％以上はリン添加物によるとされている[65]。しかし，リン表示値はリン添加物量を正確に示していないので，実際のリン摂取量は報告される値以上と考えられている[66]。健常日本人の食生活を考えると，カルシウムは注意して摂取しない限り不足するのに対し，リンは摂取過剰になりやすく，カルシウムとリンのアンバランスが問題になる。カルシウムとリンの適正比率は 1 対 1 ，あるいはどちらかが 2 に対し 1 の範囲がよいとされている。しかし，先進諸国ではポリリン酸塩やメタリン酸塩などの食品添加物を加えた加工食品の使用が増えたため，リン摂取量が増えている。加工食品，インスタント食品，レトルト食品，冷凍食品に対してリンは保湿剤，色彩，粘着剤，防腐剤として用いられている。そのため，不足しがちなカルシウム摂取に対してリンの摂取過剰に注意する必要がある。

7. おわりに

　日本では成人の平均カルシウム摂取量が600 mgに到達していない状況で，リンの摂取量は約1,100 mgとしている。また，日本のリン摂取基準量はカルシウム摂取基準量より多く設定されているが，米国や英国のリン摂取基準量はカルシウム摂取基準量より少なく設定されている。実際の日本人の摂取量について諸家の報告があるが，1,300 mg前後という数字が多い。しかし，日常食によってリン摂取量が不足することはなく，むしろ，近年，各種リン酸塩が食品添加物として加工食品に広く用いられているので，リンの過剰摂取が問題となることがある。したがって，国民に対して，カルシウムはなるべく多く摂取して，リンは注意して制限する指針が適切と考えられる。そのとき，食品中のリン添加物含量がラベルされていないことはCKD患者だけでなく健常者にとっても大きな問題である。今後は食品中リン含量提示が必要と考えられる。

文献

1) Takeda E., Taketani Y., Morita K. et al : Molecular mechanisms of mammalian inorganic phosphate homeostasis, pp 285 – 302, Advan. Enzyme Regul, Vol 40, Elsevier Science, Great Britain, 2000.
2) Drezner MK : Clinical disorders of phosphate homeostasis, p733 – 753 in Vitamin D (Feldman D, Glorieux FH and Pike JW, eds) Academic Press, San Diego, USA, 1997.
3) Murer H., Forster I., Biber J. : The sodium phosphate cotransporter family SLC34. Pflugers Arch 2004 ; 447 ; 763–767.
4) Collins J. F., Bai L. G., Fayez K. : The SLC 20 family of proteins : dual functions as sodium-phosphate cotransporters and viral receptors. Pflugers Arch 2004 ; 447 ; 647–652.
5) Segawa H., Kaneko I., Setsuko Y. et al : Intestinal Na-P$_{(i)}$ cotransporter adaptation to dietary P$_{(i)}$ content in vitaminD receptor null mice. Am J Physiol Renal Physol 2004 ; 287 ; F39–F47.
6) Marshall O. H., Nordin B. E., Speed R. : Calcium, phosphorus and magnesium

requirement. Proc Natr Soc 1976 ; 35 ; 663-173.
7) Ravera S., Villa-Bellosta R., Sorribas V. et al : Expression and dietary regulation of PiT-1/2 in rat kidney. J Am Soc Nephrol 2008 ; 19 ; 78A.
8) Biber J., Hernando N., Forster I. et al : Regulation of phosphate transport in proximal tubules. Pflugers Arch 2008 ; 458 ; 39-52.
9) Miyamoto K., Ito M., Tatsumi S. et al : New aspect of renal phosphate reabsorption : the type IIc sodium-dependent phosphate transporter. Am J Nephrol 2007 ; 27 ; 503-515.
10) Beck L., Karaplis A. C., Amizuka N. et al : Targeted inactivation of Npt 2 in mice leads to severe renal phosphate wasting, hypercalciuria, and skeletal abnormalities. Proc Natl Acad Sci USA 1998 ; 95 ; 5372-5377.
11) Bergwitz C., Roslin N. M., Tieder M. et al : SLC34A3 Mutations in patients with hereditary hypophosphatemic rickets with hypercalciuria predict a key role for the sodium-phosphate cotransporter NaPi-IIc in maintaining phosphate homeostasis. Am J Hum Genet 2006 ; 78 ; 179-192.
12) Yamamoto T., Michigami T., Aranami F. et al : Hereditary hypophosphatemic rickets with hypercalciuria : a study for the phosphate transporter gene type IIc and osteoblastic function. J Bone Miner Metab 2007 ; 25 ; 407-413.
13) Quarles L. D. : Endocrine functions of bone in mineral metabolism regulation. J Clin Invest 2008 ; 118 ; 3820-3828.
14) ADHR Consortium : Autosomal dominant hypophosphatemic rickets is associated with mutations in FGF-23. Nat Genet 2000 ; 26 ; 345-348.
15) Shimada T., Urakawa I., Yamazaki Y. et al : FGF-23 transgenic mice demonstrate hypophosphatemic rickets with reduced expression of sodium phosphate cotransporter type IIa. Biochem Biophys Res Commun 2004 ; 314 ; 409-414.
16) Inoue Y., Segawa H., Kaneko I. et al : Role of the vitamin D receptor in FGF-23 action on phosphate metabollsm, Biochem J 2005 ; 390 ; 325-331.
17) Shimada T., Kakitani M., Yamazaki Y. et al : Targeted ablation of FGF-23 demonstrates an essential physiological role of FGF-23 in phosphate and vitamin D metabollsm. J Clin Invest 2004 ; 113 ; 561-568.
18) Yamazaki Y., Tamada T., Kasai N. et al : Anti-FGF-23 neutralizing antibodies demonstrate the physiological role and structural features of FGF-23. J Bone Miner Res 2008 ; 28 ; 1509-1518.
19) Miyamoto K., Ito M., Kuwahata M. et al : Inhibition of intestinal sodium-dependent inorganic phosphate transport by fibroblast growth factor 23. Ther

Apher Dial 2005 ; 9 ; 331-335.
20) Lichtman M. A., Miller DR., Cohen J. et al : Reduced red cell glycolysis, 2,3-diphosphoglycerate and adenosine triphosphate concentration and increased hemoglobin-oxygen affinity caused by hypophosphataemia. Ann Intern Med 1971 ; 74 ; 562-568.
21) Mostella M. E., Tuttle E. P. : Effects of alkalosis on plasma concentration and urinary excretion of inorganic phosphate in man. J Clin Invest 1964 ; 43 ; 138-149.
22) Esmail M. M., Prasad S., Mahon S. V., et al : Difficulty in weaning a patient with diabetic ketoacidosis from a ventilator : an association with hypophosphataemia. Br J Int Cage 2000 ; 10 ; 30-32.
23) Bugg N. C., Jones J. A. : Hypophosphataemia ; pathophysiology, effects and management on the intensive care unit. Anaesthesia 1998 ; 53 ; 895-902.
24) Zazzo J. F., Troche G., Ruel P. et al : High incidence of hypophosphataemia in surgical intensive care patients : efficacy of phosphorous therapy on myocardial function. Intensive Care Med 1995 ; 21 ; 826-831.
25) Hicks W., Hardy G. : Phosphate supplementation for hypophosphataemia and parenteral nutrition. Curr Opin Clin Nutr Metab Care 2001 ; 4 ; 227-233.
26) Body J. J., Cryer P. E., Offord K. P. et al : Epinephrine is a hypophosphataemic hormone in man. J Clin Invest 1983 ; 71 ; 572-578.
27) Smit A. J., Meijer S., Wesseling H. et al : Impaired renal haemodynamic but conserved naturetic response to dopamine in patients with renal disease. Nephron 1989 ; 52 ; 338-346.
28) Buchman A. C., Moukarzel A. : Metabolic bone disease associated with total parenteral nutrition. Clin Nutr 2000 ; 19 ; 217-231.
29) Takeda E., Sakamoto K., Yokota K. et al : Phosphorus supply per capita from food in Japan between 1960 and 1995. J Nutr Sci Vitaminol (Tokyo) 2002 ; 48 ; 102-108.
30) Calvo M. S., Park Y. K. : Changing phosphorus content of the U. S. diet : Potential for adverse effects on bone. J Nutr 1996 ; 126 ; 1168S-1180S.
31) Harnack L., Stang J., Story M. : Soft Drink consumption among US children and adolescents : Nutritional consequences. J Am Diet Assoc 1999 ; 99 ; 436-441.
32) ESHA Research : Food processor network version software, 1999 update. Salem, OR : ESHA Research ; 1999.
33) Shigematsu T., Yamashita T., Fukumoto S. et al : Possible involvement of

circulating fibroblast growth factor 23 in the development of secondary hyperparathyroidism associated wIth renal insufficiency. Am J Kidney Dis 2004 ; 44 ; 250 – 256.

34) Gutierrez O., Isakova T., Rhee E. et al : Fibroblast growth factor-23 mitigates hyperphosphataemia but accentuates calcitriol deficiency in chronic kidney disease. J Am Soc Nephrol 2005 ; 16 ; 2205 – 2215.

35) Nakanishi S., Kazama J. J., Nii-Kon Q. T. et al : Serum fibroblast growth factor-23 levels predict the future refractory hyperparathyroidismin dialysis patients. Kidney Int 2005 ; 67 ; 1171 – 1178.

36) Gutierrez O. M., Mamstadt M., Isakova T. et al : Fibroblast growth factor 23 and mortality among patients undergoing hemodialysis. N Engl J Med 2008 ; 359 ; 584 – 592.

37) Fukagawa M., Kazama J. J. : With or without the kidney ; the role of FGF 23 in CKD. Nephrol Dial Transplant 2005 ; 20 ; 1295 – 1298.

38) Isakova T., Gutierrez O., Shah A. et al : Postprandial mineral metabolism and secondary hyperparathyroidism in early CKD. J Am Soc Nephrol 2008 ; 19 ; 615 – 623.

39) Block G. A., Hulbert-Shearon T. E., Levin N. W. et al : Association of serum phosphorus and calcium x phosphate product with mortality risk in chronic hemodiaiysis patients : a national study. Am J Kidney Dis 1998 ; 31 ; 607 – 617.

40) Braun J., OLdendorf M., Moshage W. et al : Electron beam computed tomography in the evaluation of cardiac calcifications in chronic dialysis patients. Am J Kidney Dis 1996 ; 27 ; 394 – 401.

41) Goodman W. G., Goldin J., Kuizon B. D. et al : Coronary-artery calcification in young adults with end-stage renal disease who are undergoing dialysis. N Engl J Med 2000 ; 342 ; 1478 – 1483.

42) Raggi P., Boulay A., Chasan-Taber S. et al : Cardiac calcification in adult hemodialysis patients : A link between end-stage renal disease and cardio-vascular disease? J Am Coll Cardiol 2002 ; 39 ; 695 – 701.

43) London G. M. : Cardiovascular calcifications in uremic patients ; clinical impact on cardiovascular function. J Am Soc Nephrol 2003 ; 14 ; S305 – S309.

44) Covic A., Gusbeth-Tatomir P., Goldsmith D. J. : Arterial stiffness in renal patients ; an update. Am J Kidney Dis 2005 ; 45 ; 965 – 977.

45) McIntyre C. W. : The functional cardiovascular consequences of vascular calcification. Semin Dial 2007 ; 20 ; 122 – 128.

46) Kestenbaum B., Sampson J. N., Rudser K. D. et al : Serum phosphate levels and mortality risk among people with chronic kidney disease. J Am Soc Nephrol 2005 ; 116 ; 520-528.
47) Menon V., Greene T., Pereira A. A. et al : Relationship of phosphorus and calcium-phosphorus product with mortality in CKD. Am J Kidney Dis 2005 ; 46 ; 455-463.
48) Tonelli M., Sacks F., Pfeffer M. et al : Relation between serum phosphate level and cardiovascular event rate in people with coronary disease. Circulation 2005 ; 112 ; 2627-2633.
49) Teng M., Wolf M., Ofsthun M. N. et al : Activated injectable vitalmin D and hemodialysis survival : a historical cohort study. J Am Soc Nephrol 2005 ; 16 ; 1115-1125.
50) Schwarz S., Trivedi B. K., Kalantar-Zadeh K. et al : Association of disorders in mineral metabolism with progression of chronic kidney disease. Clin J Am Soc Nephrol 2006 ; 1 ; 825-831.
51) Fhser D., Koilerlts B., Neyer U. et al : Fibroblast growth factor 23 (FGF-23) predicts progression of chronic kidney disease : the Mild to Moderate Kidney Disease (MMKD) Study. J Am Soc Nephrol 2007 ; 18 ; 2600-2608.
52) Dhingra R., Sullivan L. M., Fox C. S. et al : Relations of serum phosphorus and calcium levels to the incidence of cardiovascular disease in the community. Arch Intern Med. 2007 ; 167 ; 879-885.
53) Shioi A. : Vascularcalcification. In Calcium Internal Medicine (Morii H. et al eds.), Springer-Verlag, London, p479-494, 2002.
54) Tyron K. L., Reynolds J. L., McNair R. et al : Osteo/chondrocytic transcription factors and their target genes exhibit distinct patterns of expression in human arterial calcification. Arteriscler Thromb Vasc Biol 2003 ; 23 ; 489-494.
55) Jono S., McKee M. D., Murry C. E. et al : Phosphate regulation of vascular smooth muscle cell calcification. Circ Res 2000 ; 87 ; e10-e17.
56) Li X., Yang H-Y., Giachelli C. M. : Role of the sodium-dependent phosphate cotransporter, Pit-1, in vascular smooth muscle cell calcification. Circ Res 2006 ; 98 ; 905-912.
57) Takeda E., Taketani Y., Nashiki K. et al : A novel function of phosphate-mediated intracellular signal transduction pathways. Adv Enz Regul 2006 ; 46 ; 154-161.
58) Shuto E., Taketani Y., Tanaka R. et al : Dietary phosphorus acutely impairs

endothelial function. J Am Soc Nephrol 2009 ; 20 ; 1504 – 1512.
59) DiMarco G. S., Hausberg M., Hillebrand U. : Increased inorganic phosphate induces human endothelial cell apoptosis in vitro. Am J Physiol Renal Physiol 2008 ; 294 ; F1381 – F1387.
60) 寺岡久之ほか：食品中に含まれる24種の元素量および1日の元素摂取量について．栄養と食糧 1981 ; 34（3）; 221 – 239.
61) 平田清文ほか：日本人のCa, P摂取と尿中排泄.日本臨床 1982 ; 40 ; 2565 – 2570.
62) 五島孜郎：カルシウムの腸管吸収におよぼす諸因子．東京農業大学農学集報 1980 ; 24 ; 211 – 233.
63) 加藤明：日本におけるカルシウムとリンの摂取．New Food Industry 1980 ; 22 ; 50 – 55.
64) 内田俊也：リン，ミネラル・微量元素の栄養学．（鈴木継美，和田攻編集），第一出版，1994，p329 – 350.
65) Greger J. L., Krystofiak M. : Phosphorus intake of Americans. Food Technol 1982 ; 36 ; 78 – 84.
66) Oenning L. J., et al : Accuracy of methods estimating calcium an phosphorus intake in daily diets. J Am Diet Assoc 1988 ; 88 ; 1076 – 1078.

第4章 ロコモティブシンドロームと遺伝子多型性

細井 孝之*

1. はじめに

　ロコモティブシンドロームは加齢に伴う骨，関節，筋肉，そしてそれらを制御する神経システムの機能低下によって総合的にもたらされるものである。加齢に伴う身体の様々な変化は，運動器に限らず，いずれの臓器・器官においても個人差が大きいことが特徴である。この個人差をもたらす要因は大きく遺伝的素因と生活習慣因子に分けることができるが，両者とも複数のものから構成される。このうち，遺伝的素因の解析は，まれな疾患の原因遺伝子の探求から推進されることもあるが，遺伝子の個人差，つまり遺伝子多型性の解析を集団についてよく実施されてきた。これまで，ロコモティブシンドロームの全体像を目的とした（従属変数とした）遺伝的素因の探求，あるいは遺伝子多型性を用いた検討はなされていないと思われる。ここでは，ロコモティブシンドロームの一部を形成する骨粗鬆症に関する遺伝的素因の検討について，遺伝子多型性を用いた連関解析について述べる。

2. 骨粗鬆症における遺伝要因とその探索

　骨粗鬆症の発症には，複数の生活習慣に関連する因子として遺伝的素因が関わっており，骨粗鬆症は多因子遺伝病の一つと考えられている。骨粗鬆症に対する危険因子（表4−1）として「家族歴」が，骨粗鬆症性骨折の危険因子としても「両親いずれかに大腿骨近位部骨折の既往があること」が挙げられる[1]。

* 国立長寿医療研究センター

これらは骨粗鬆症発症において遺伝的素因が存在することを反映している。骨粗鬆症は骨強度の低下をきたす全身的な疾患として定義され，骨密度とともに，「骨質」も重要な因子としてとらえられているものの[2]，やはり，病態の基盤は骨密度の病的な減少である。骨密度の遺伝性（heritability）は母娘のペアを用いた研究では，前腕骨骨密度のheritabilityは72％[3]，大腿骨近位部骨密度については67％とも推定されている[4]。一方，骨粗鬆症の合併症である骨折は骨密度と別の遺伝的素因が関連していることも示唆されている[5]。

骨粗鬆症の発症には遺伝的素因と生活習慣因子のそれぞれが複数関わっており，本症は多因子疾患の一つである。多因子疾患における原因遺伝子の同定には候補遺伝子の多型性を用いた連関解析が用いられてきた。候補遺伝子を選定するにはいくつかの方法がある。骨代謝に関連する遺伝子を候補遺伝子として取り上げていくことが本来の候補遺伝子アプローチである。一方，家系を用いた連鎖解析で遺伝子の領域を絞り込み，その範囲にある遺伝子を骨代謝の面から検討して，さらなる検討ステップに持っていく作業もある意味では候補遺伝子絞り込みのプロセスであるともいえよう（図4−1）。

これまで骨代謝に関連することが知られているサイトカイン，ホルモンやそれらの受容体，細胞内情報伝達物質などをコードする遺伝子を候補遺伝子として取り上げ，それらの遺伝子内部または近傍にある遺伝子多型性と骨密度や骨折発生との関連を非血縁集団について統計学的に解析する連関解析が多くなされてきた。遺伝子多型の中では，single nucleotide polymorphisms（SNPs）が最もよく用いられてきた（図4−2）。なかでも，regulatory SNP（rSNP）とcoding SNP（cSNP）は生物学的多様性に直接結びつく可能性がある。

これまで多数の候補遺伝子が検討され報告されてきた。それらは，核内受容体，ホルモン，サイトカインなど様々な物質に関する検討であり，骨代謝との関連が想定されるほとんどの物質が網羅されてきたといってもよかろう（表4−2）[6]。しかしながら，結果の再現性に乏しいことやそれぞれの多型性の骨密度決定における寄与度が低いこと，生物学的意義が不明である多型性がほとんどあること，生活習慣因子などの交絡が無視できないことなど課題は多い[7]。

表4-1 骨粗鬆症の危険因子

除去しえない危険因子	除去しうる危険因子
加齢	カルシウム不足
性（女性）	ビタミンD不足
人種	ビタミンK不足
（白人＞黒人）	リンの過剰摂取
家族歴	食塩の過剰摂取
遅い初潮	極端な食事制限（ダイエット）
早期閉経	運動不足
過去の骨折	日照不足
	喫煙
	過度の飲酒
	多量のコーヒー

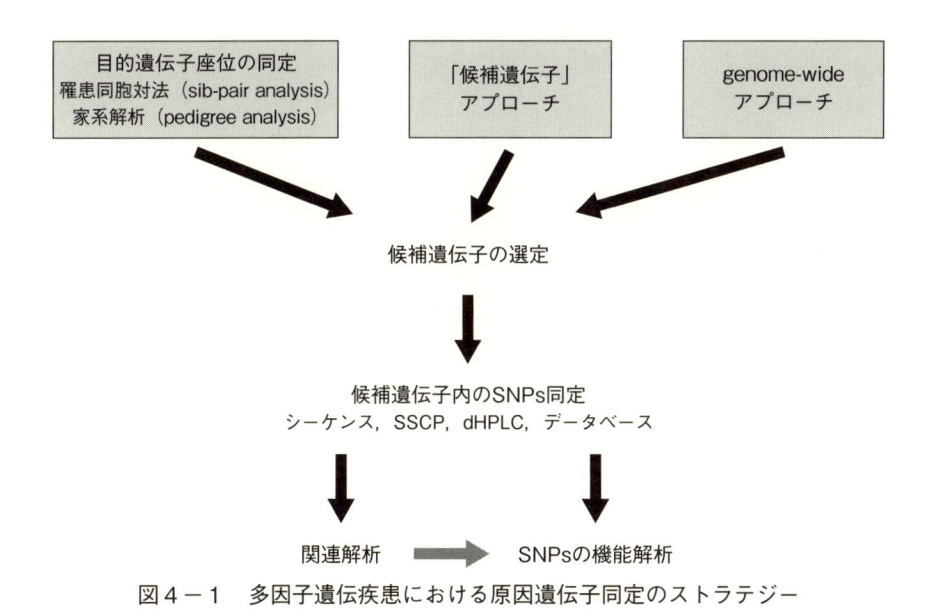

```
┌─────────────────┐  ┌──────────┐  ┌──────────┐
│ 目的遺伝子座位の同定  │  │「候補遺伝子」│  │genome-wide│
│罹患同胞対法(sib-pair│  │アプローチ  │  │アプローチ  │
│analysis)         │  │          │  │          │
│家系解析(pedigree  │  │          │  │          │
│analysis)         │  │          │  │          │
└─────────────────┘  └──────────┘  └──────────┘
              ↓            ↓            ↓
                   候補遺伝子の選定
                         ↓
                候補遺伝子内のSNPs同定
             シーケンス，SSCP，dHPLC，データベース
                    ↓         ↓
                関連解析 ⇒ SNPsの機能解析
```

図4-1 多因子遺伝疾患における原因遺伝子同定のストラテジー

一方，ゲノム全体について充実してきた多型性情報，特にSNPsの情報をもとに骨密度と相関する遺伝子を探求する手法，つまりgenome-wide association study（GWAS）による検討も進められ，成果が得られてきた（表4-3）[6]。

表4−2 骨密度（BMD）に関する候補遺伝子

核内受容体および関連分子
ビタミンD受容体
エストロゲン受容体α
エストロゲン受容体β
アンドロゲン受容体
グルココルチコイド受容体
ペルオキシソーム活性化受容体
核内受容体コアクチベーター3
ERαコファクター網膜芽細胞腫相互作用
亜鉛フィンガータンパク質

コラーゲンおよびその他の
　マトリクスタンパク質
タイプIコラーゲンα1
タイプIコラーゲンα2
オステオカルシン
マトリクスGlaタンパク質
α2-HS糖タンパク質

RANKL/RANK システム
RANKL（核内受容体活性化因子-
　κBリガンド）
RANK（核内受容体活性化因子-κB）
オステオネクチン（SPARC）

サイトカインおよび関連分子
形質転換成長因子β1
インスリン様成長因子1
TNF-α
TNFRSF1B
TNFRSF11B
TNF受容体会合因子6
骨形成タンパク質-2
骨形成タンパク質-4
LTBP3
インターロイキン6
インターロイキン1
インターロイキン1受容体拮抗物質

インターロイキン1β
インターロイキン10
TNF-α
TNF-α受容体
Smad 6
TGFβ受容体3
アディポネクチン
ミオスタチン

ホルモンおよび関連分子
カルシトニン
カルシトニン受容体
甲状腺ホルモン受容体
甲状腺刺激ホルモン受容体
カルシウム感知受容体
副甲状腺ホルモン
副甲状腺ホルモン/副甲状腺ホルモン様
　ペプチド受容体
ドーパミンD_4受容体
プレプロニューロペプチドY
成長ホルモン
成長ホルモン受容体
プロオピオメラノコルチン
カンナビノイド受容体タイプ2
レプチン受容体
β3アドレナリン作動性受容体
ビタミンD結合タンパク質
性ホルモン結合グロブリン

酵素
アデニル酸シクラーゼ
メチレンテトラヒドロ葉酸還元酵素
メチオニン合成酵素
カタラーゼ
ファルネシルニリン酸合成酵素
ファルネシルピロリン酸合成酵素
FMS-関連チロシンキナーゼ
アロマターゼ

p450
炭酸脱水酵素
アンギオテンシン変換酵素
CYP1A1
CYP1B1
CYP3A7
CYP3A4＊18
CYP17
CYT19
COMT
eNOS
GGCX
ウロキナーゼ
PAⅠ-1
ALDH2
下垂体グルタミルシクラーゼ
ホスホジエステラーゼ
組織非特異的アルカリホスファターゼ
CYP1A1
ALOX15
ALOX12
ラクターゼ
パラオキソナーゼ
プロコラーゲン・リジン-2-
オキソグルタール酸-5-ジオキシゲナーゼ
Rho GTPアーゼ-Rho REF
WRN（ウェルナー症候群原因遺伝子産物）
基質メタロプロテアーゼ-1
カテプシンK
成熟メタロプロテアーゼ-9
アミノレブリン酸脱水素酵素
ウリジン二リン酸グルクロニル転換酵素

細胞周期関連分子
p57

Cdx-2
cyclin D1
CD38

LRPsおよびwntシグナル
LRP5
LRP6
WISP 1
FZD 1
多様なwnt経路遺伝子
SOST

細胞表面分子
ダッフィ抗原受容体
toll様受容体
GALR3 受容体
CCドメイン受容体
CD38
CD40
CLCN7（塩素イオンチャネル）
破骨細胞関連受容体
血管プロトンポンプ
プリン作動性 P2RX7受容体
セマホリン7

転写因子
RUNX2/CBRA1
小眼球症関連転写因子
フォークヘッドボックスC2

その他
ペリリピン

第4章 ロコモティブシンドロームと遺伝子多型性

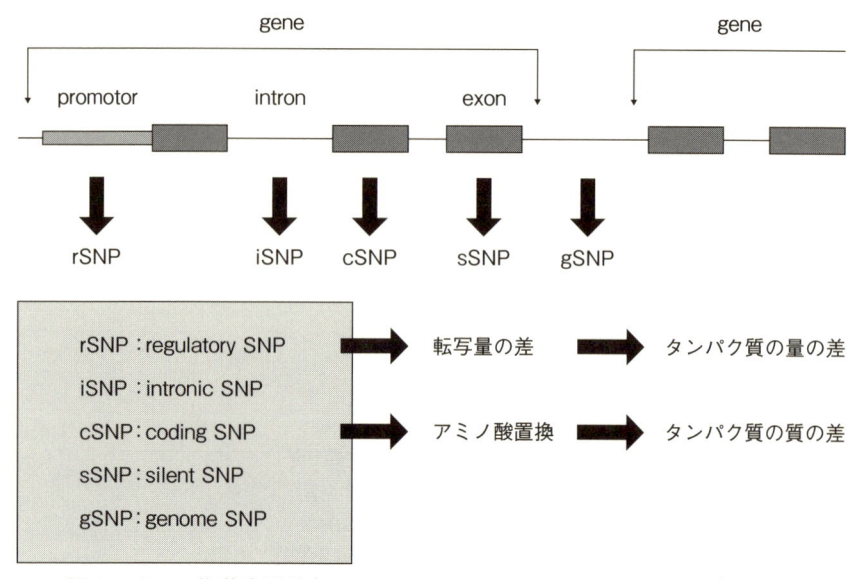

```
        gene                              gene
  ┌──────┴──────┐                      ┌───┴───┐
  ↓                                    ↓
promotor    intron     exon
  ↓           ↓    ↓     ↓      ↓
 rSNP        iSNP cSNP  sSNP  gSNP
```

rSNP：regulatory SNP → 転写量の差 → タンパク質の量の差
iSNP：intronic SNP
cSNP：coding SNP → アミノ酸置換 → タンパク質の質の差
sSNP：silent SNP
gSNP：genome SNP

図4－2　一塩基多型性(single nucleotide polymorphisms, SNPs)の分類

表4－3　genome-wide association studyによる候補遺伝子

遺伝子	染色体
ADAMTS18（メタロペプチダーゼおよびトロンボスポンジン タイプ1 motif, 18）	16q23
TGFBR3（形質転換成長因子β受容体Ⅲ）	1p33－32
TNFRSF11B（腫瘍壊死因子スーパーファミリー，メンバー11b, オステオプロテゲリン）	8q24
LRP5（リポタンパク質受容体関連タンパク質5）	11q13.4
核内受容体活性化因子-κBリガンド（RANKL）	13q14
オステオプロテゲリン（OPG）	8q24
エストロゲン受容体1遺伝子（ESR1）	6q25.1
亜鉛フィンガーおよびBTBドメイン含有40遺伝子（ZBTB40）	1q36
主要組織適合遺伝子複合体領域	6q21

文献6）より改変

3. Wntシグナル系遺伝子と骨代謝および生活習慣病との関連

　骨系統疾患の原因遺伝子に関する研究から見いだされた骨粗鬆症関連遺伝子の一つとして骨粗鬆症・偽グリオーマ症候群（osteoporosis-pseudoglioma syndrome，OPPG）の原因遺伝子がある[8]。その原因遺伝子として同定されたLRP5遺伝子における別の変異が，骨粗鬆症とは逆の病態である高骨密度を引き起こすことが明らかにされた[9]。この遺伝子が存在する座位は連鎖解析によって高骨密度に関連する遺伝子が存在する座位として認識された座位の一つに一致していた。

　LRP5が属するlipoprotein receptor-related protein familyは細胞表面に存在し，脂質代謝，レチノイドの取り込み，神経細胞の移動など，様々な生物学的プロセスに関わっている。このファミリーに属する遺伝子の半数にアポリポタンパク質Eが結合する[10]。LRP5の重要な機能の一つは，Wntタンパク質のシグナル伝達調節である。Wntタンパク質が，細胞膜上に埋め込まれているfrizzledタンパク質を介して細胞内シグナルを伝達するためにはLRP5の存在が必要とされている。LRP5は骨以外の組織でも発現されていることが確認されているが，その変異が骨芽細胞におけるWntシグナルを伝えなくすることが，骨芽細胞の機能低下に結びつき，病的骨密度減少を含むOPPGがもたらされると考えられる。

　常染色体性優性遺伝子形式を持つ高骨密度者を有する家系について連鎖解析が行われ，この遺伝子の別の変異が骨粗鬆症の病態とは逆の高骨密度を生じることが判明した。これらの高骨密度を有する者すべてが口腔内外骨症（torus palatinus）を持っている[9]。さらにこの変異を持つLRP5タンパク質はそのアンタゴニストであるDickkopf（DKK）ファミリーのタンパク質によってコントロールされなくなり，この変異によってWntによる骨形成シグナルが増強されることが想定されている。

　LRP5遺伝子が骨密度決定における主要効果遺伝子の一つであることが示唆

され,さらにこの遺伝子における多様性が,一般集団における骨密度の個人差に寄与していることがいくつかのグループによって報告された。すなわち,LRP5遺伝子の多型性と骨密度との間には遺伝統計学的に有意な相関が認められた[11]。このことは複数の報告でも再現性の高い結果として示されている[12]。一方,高骨密度をきたすLRP5遺伝子の変異を持つ者がすべて口腔内外骨症を有していた。筆者らは非血縁集団において,口腔内外骨症を有する者は対照に比較して,骨密度が高いことを観察している[13]。

このようにLRP5/6は骨代謝において重要な役割を果たすことが明らかになってきたが,さらに生活習慣病との関連が注目されている。すなわちLRP6の遺伝子変異が肥満を伴わないメタボリックシンドロームや冠動脈疾患の早期発症と関連すること[14]が報告されている。また,LRP5の遺伝子変異で,糖代謝異常と低骨密度が併存することが観察されるなど[15],骨代謝と生活習慣病の病態を遺伝子レベルで結びつける知見も集積してきた。

4. ホモシステイン関連遺伝子について

生活習慣病に関連する遺伝子の中には骨粗鬆症の原因遺伝子としても注目されているものがある。その一例がメチオニン代謝に関わるメチレンテトラヒドロ葉酸還元酵素(MTHFR)である。この遺伝子多型のうち酵素活性が低いものを持つ者の血中ホモシステイン濃度は高く,動脈硬化のリスクが上昇することが知られている[16]。一方,同じ多型は低骨密度とは独立して骨折リスクを上昇させるため,骨質劣化の原因遺伝子の一つとして注目されてる[17]。これらのことは,生活習慣病と骨粗鬆症の遺伝的素因や病態に共通の基盤が存在することを示すものであり,共通の介入手段が両方の疾患における予防や治療に有効性を発揮する可能性を示唆している。

5. 今後の課題と展望

 genome-wide スクリーニングの成果により骨折発症リスクや低骨密度と関連する遺伝子群がさらに整理されると思われるが,それぞれの寄与度は高くないものと考えられる。しかしながら,生活習慣病と骨折リスクとの両方に関与している遺伝子群が存在することも示唆されており,共有する病態の研究や,新たな予防法や治療法を開発するための突破口につながる期待が持たれる。

文献

1) 骨粗鬆症の予防と治療ガイドライン作成委員会編:骨粗鬆症の予防と治療ガイドライン2011年版,ライフサイエンス出版.
2) NIH consensus development panel on osteoporosis prevention, diagnosis, and therapy. JAMA 2001;285;785-795.
3) Nguyen T. V., Eisman J. A.: Genetics of fracture: challenges and opportunities. J Bone Miner Res 2000;15;1253-1256.
4) Aerssens J., Dequeker J., Peeters J. et al: Polymorphisms of the VDR, ER and COLIA 1 genes and osteoporotic hip fracture in elderly postmenopausal women. Osteoporosis Int 2000;11;583-591.
5) Andrew. T., Antioniades. L., Scurrah K. J. et al: Risk of wrist fracture in women is heritable and is influenced by genes that are largely independent of those influencing BMD. J Bone Miner Res 2005;20;67-74.
6) Hosoi T.: Genetic aspects of osteoporosis. J Bone Miner Metab 2010;28;601-607.
7) Uitterlinden A. G., Fang Y., Bergink A. P. et al: The role of vitamin D receptor gene polymorphisms in bone biology. Mol Cell Endocrinol 2002;197;15-21.
8) Gong Y., Slee R. B., Fukai N. et al: LDL receptor-related protein 5 (LRP5) affects bone accrual and eye development. Cell 2001;16;107:513-523.
9) Boyden L. M., Mao J., Belsky J. et al: High bone density due to a mutation in LDL-receptor-related protein 5. N Engl J Med 2002;16;346:1513-1521.
10) Kim D. H., Inagaki Y., Suzuki T. et al: A new low density lipoprotein receptor related protein, LRP5, is expressed in hepatocytes and adrenal cortex, and recognizes apolipoprotein. E J Biochem (Tokyo) 1998;124;1072-1076.

11) Urano T., Shiraki M., Ezura Y. et al：Association of a single-nucleotide polymorphism in low-density lipoprotein receptor-related protein 5 gene with bone mineral density. J Bone Miner Metab 2004；22；341-345.
12) Koay M., Brown M. A.：Genetic disorders of the LRP 5 -Wnt signalling pathway affecting the skeleton. Trends Mol Med 2005；11；129-137.
13) Hosoi T., Yoda T., Yamaguchi M. et al：Elderly women with oral exostoses had higher bone mineral density. J Bone Miner Metab 2003；21；120-122.
14) Mani A., Radhakrishnan J., Wang H. et al：LRP 6 mutation in a family with early coronary disease and metabolic risk factors. Science 2007；315；1278-1282.
15) Saarinen A., Saukkonen T., Kivela T. et al：Low density lipoprotein receptor-related protein （LRP 5） mutations and osteoporosis, impaired glucose metabolism and hypercholesterolaemia. Clin Endocrinol （Oxf） 2010；72；481-488.
16) Morita H., Kurihara H., Tsubaki S. et al：Methylenetetrahydrofolate reductase gene polymorphism and ischemic stroke in Japanese. Arterioscler Thromb Vasc Biol 1998；18；1465-1469.
17) Shiraki M., Urano T., Kuroda T. et al：The synergistic effect of bone mineral density and methylenetetrahydrofolate reductase （MTHFR） polymorphism （C677T） on fracture. J Bone Miner Metab 2008；26；595-602.

第5章　骨粗鬆症・骨折におけるビタミンDおよびビタミンKの重要性

津川　尚子*

1. はじめに

　ロコモティブシンドロームと最も深い関係にある脂溶性ビタミンは，ビタミンD（VD）とビタミンK（VK）である。近年，骨粗鬆症のリスクファクターであるVD不足が国内外を問わず高齢者において高頻度に存在することが指摘されている。VD不足は，骨密度，骨折の関係だけでなく，転倒との関連においてロコモティブシンドロームとつながりを持つ。一方，VK栄養も骨折予防や骨質改善に重要であるが，現在の食事摂取基準ではVKの血液凝固作用を指標に目安量が策定されており，骨の健康維持における必要量は明示されていない。VKは，骨基質タンパク質であるオステオカルシン（OC）のGla化を介して骨質を維持すると考えられ，VK不足で上昇する低Gla（γカルボキシル）化オステオカルシン（ucOC）の血中濃度は骨におけるVK不足のマーカーである同時に骨折の予測因子にもなる。本章では，VD，VK栄養と骨粗鬆症，骨折との関係とともに，日本人と欧米人の栄養状態の比較や食事摂取基準について概説する。

2. ビタミンD栄養とロコモティブシンドローム

（1）ビタミンD不足

　食事摂取あるいは日光照射によって皮膚で産生されたVDは，肝臓で25-ヒド

---

*　神戸薬科大学衛生化学研究室

ロキシビタミンD (25-D) に代謝され，その後，腎臓で活性型である1α,25-ジヒドロキシビタミンD(1,25-dihydroxy-vitamin D：1,25-D) に代謝される。25-Dは血中のVD結合タンパク質 (DBP) と結合して血中を安定に循環するために血中濃度半減期が長く，VD栄養を最もよく反映する指標となる。これまで，25-Dは活性型VDの前駆代謝物として重要であるが，25-DのVD受容体 (VDR) 結合能は低く，それ自体は作用発現に直接関与しないと考えられてきた。しかし，Thomasら[1]は，血中1,25-D濃度と血中カルシウム (Ca) 濃度は正常範囲であるにもかかわらず，血中25-D濃度が低下すると副甲状腺ホルモン (parathyroid hormone：PTH) 濃度上昇が惹起される「ビタミンD不足」を報告した (図5－1)。VD不足では，いわゆる低Ca血症やくる病などの顕著な"欠乏状態"はみられないが，骨折，骨密度低下や転倒に関与する。VDRとの結合能がほとんどない25-Dの血中濃度変化が生体に影響することに当初は疑問が抱かれ，現在も，なお，そのメカニズムに不明な点は多いものの血中PTH濃度がVD不足の鋭敏なマーカーとなることは事実である。VD不足は世界的にも問題になっており，わが国だけでなく先進諸国においても約半数以上はVD不足と考えられる。

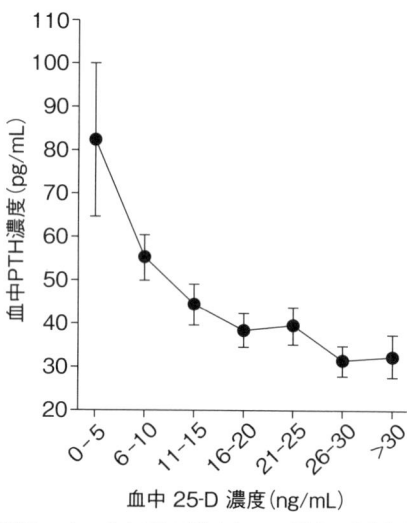

図5－1　血中25-D濃度とPTH濃度の関係[1]

(2) PTH濃度を指標としたビタミンD不足の評価

Durazo-Arvizuら[2]は，血中25-D濃度とPTH濃度の関係を3つの計算方法で分析し，約75 nmol／L（＝30 ng／mL，以下25-Dの単位はnmol／Lで示す。換算係数は，1 nmol／L＝0.4 ng／mL）で血中PTH濃度は一定の値となると報告した。一方，Kuchukら[3]の報告では，血中25-D濃度が100 nmol／L以上で

も血中PTH濃度はプラトー（十分な低値）に達しないが，50-100 nmol/Lの範囲で効果的に血中PTH濃度が低下する。PTH濃度を指標としたVD栄養評価は表5-1に示すような報告があり，50-75 nmol/Lを充足・不足のカットオフ値とする研究は多いものの一貫した結果が得られていない[4]。少なくとも50 nmol/L以上の維持は必要と思われるが，この評価値の範囲の広さから米国・カナダにおける食事摂取基準の策定では，PTH濃度をプラトーするために必要な25-D濃度はVDの策定根拠からはずされた。

（3）ビタミンDと骨密度，骨折

血中25-D濃度と骨折リスクに関する観察研究で，Melhusら[5]は高齢男性において40 nmol/L未満で緩やかに骨折リスクが増大することを報告したが，40 nmol/L以上でさらなるリスク低減はみられなかった。これに対して，Ensrudら[6]の男性を対象とした研究では，50 nmol/L未満で大腿骨近位部骨折が増えるが，50 nmol/L以上でさらなるリスク低減はみられなかった。一方，Cauleyら[7]は，NHANESのデータから60 nmol/L以上で大腿骨近位部骨折のリスクが1/3に低減することを示している。

Bischoff-Ferrariら[8]による大規模無作為化比較試験（RCT）のメタアナリシスでは，10 μg（400 IU）/日のVD補給では骨折予防効果はなく，700-

表5-1　血中PTH濃度をプラトーに到達させるために必要な血中25-D濃度[4]

Serum 25-D＜30 nmol/L：
- Ooms et al.（1995a）

Serum 25-D＜50 nmol/L：
- Malabanan et al.（1998）
- Levis et al.（2005）
- Steingrimsdottir et al.（2005）
- Aloia et al.（2006a）

Serum 25-D＜75 nmol/L：
- Vieth et al.（2003）
- Holick et al.（2005）
- Durazo-Arvizu et al.（2010）

Serum 25-D〜88 nmol/L：
- Kinyamu et al.（1998）

Serum 25-D 100-125 nmol/L：
- Krall et al.（1989）
- Dawson-Hughes et al.（1997a）

No plateau：
- Bates et al.（2003）
- Benjamin et al.（2009）

No relationship：
- Rucker et al.（2002）

800 IU（17.5 - 20 μg）/日のVD補給で大腿骨近位部骨折（相対危険度RR＝0.74）と椎体骨折（RR＝0.77）のリスクが有意に低下することが示されている。VD補給量と25-Dの血中到達濃度，骨折予防効果の関係から，25-Dの血中到達濃度が高いほど有意な骨折予防効果が期待でき，75 nmol / L以上の維持が効果的と考えられる（図5 - 2）。ただ，これらの介入試験では500 - 1,200 mg /日のCaも同時に摂取され，Chochrane libraryにおいてもVD単独補給では骨折予防効果が期待できないことが報告されている[9]。そこでBischoff-Ferrariら[10]は，骨密度に対するVDとCa栄養の相互効果を検討した。図5 - 3に示すように血中25-D濃度50 nmol / L以上ではCa摂取量の影響を受けずに25-D濃度の上昇に伴って骨密度（BMD）が増加するが，血中25-D濃度50 nmol / L未満のVD不足状態では女性においてCa摂取不足の影響が現れる。この報告の4分位各群のCa摂取量は，第1群：＜566 mg /日，第2群：567 - 671 mg /日，第3群：672 - 825 mg /日，第4群：826 - 2,143 mg /日であり，VD不足になると低Ca摂取群である第1群で骨密度が減少する。この第1群のCa摂取量566 mg /日は，日本人のCa摂取量の50パーセンタイル値に相当することから，日本人では欧米人よりもさらにVD栄養を充実させることが重要と予測できる。筆者らはこれと同様の分析を日本人女性を対象に行ったところ，日本人では50 nmol / L以上かつ最高位のCa摂取群（≧649 mg /日）でPTH濃度の低下と骨密度上昇効果が得られた（未発表）。すなわち，元来Ca摂取量が少ない日本人は，Ca摂取による骨への効果を得るために少なくとも50 nmol / L以上の25-D濃度維持が必要であることを示唆している。また，筆者らが行った日本人の10年間のコホート研究でも，VD不足者（25-D濃度：＜50 nmol / L）は充足者に比べて骨折発生率が有意に高く，それ以上の25-D濃度では，さらなるリスク低減効果は認められなかった（未発表）。しかし，日本人では75 nmol / Lを超える高血中25-D濃度の対象者が少なく，VD介入試験データの蓄積が必要と考えられる。

（4）ビタミンDの食事摂取基準

2010年11月，米国・カナダのVD食事摂取基準[11]が，2007年Ottawa-AHRQ

2. ビタミンD栄養とロコモティブシンドローム　69

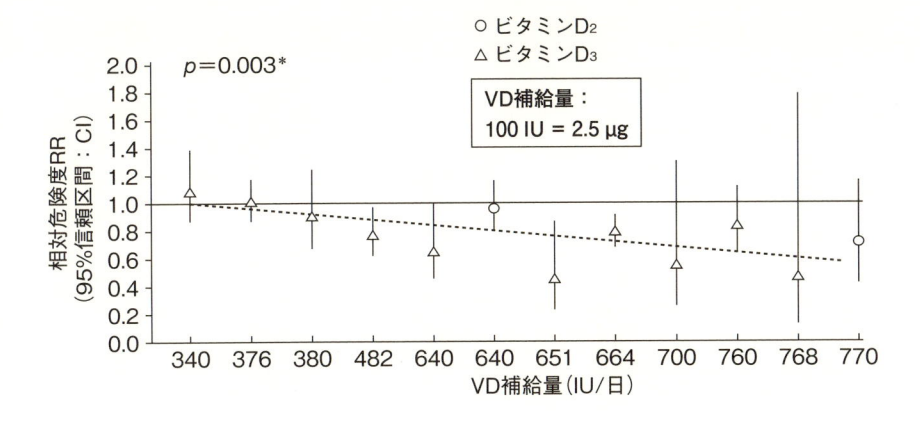

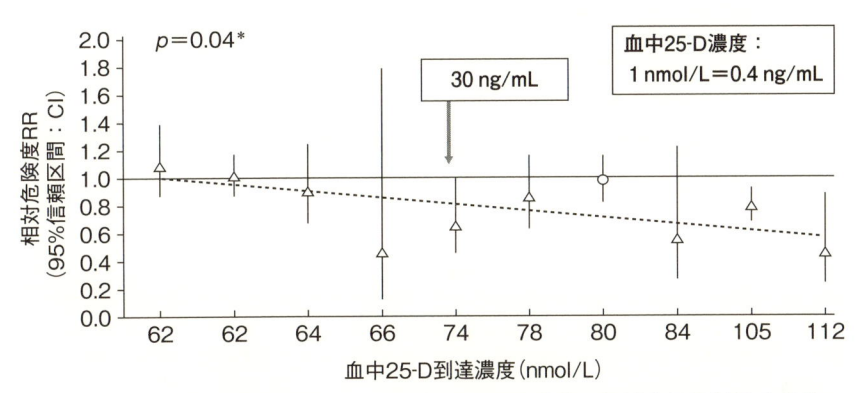

図5-2　ビタミンD補給量あるいは血中25-D到達濃度と非椎体骨骨折予防効果のメタ回帰分析[8]
＊メタ回帰分析による有意性

(Agency for Healthcare Research and Quality；医療品質研究調査機構)[12]および2009年Tufts-AHRQ[13]の報告を中心とした詳細なエビデンスに基づいて策定された。策定の第1ステップは有効指標の選択で，試験の種類，方法，規模などを基準に評価した結果，癌/腫瘍，心血管疾患，高血圧，糖尿病，メタボリックシンドローム，転倒と身体機能，免疫機能，感染症，神経心理学的機能および妊娠高血圧症候群はVD摂取量と一貫した関連性を示さないという理由で策定根拠からはずされ，最終的に骨の健康維持に関連するもののみが策定の

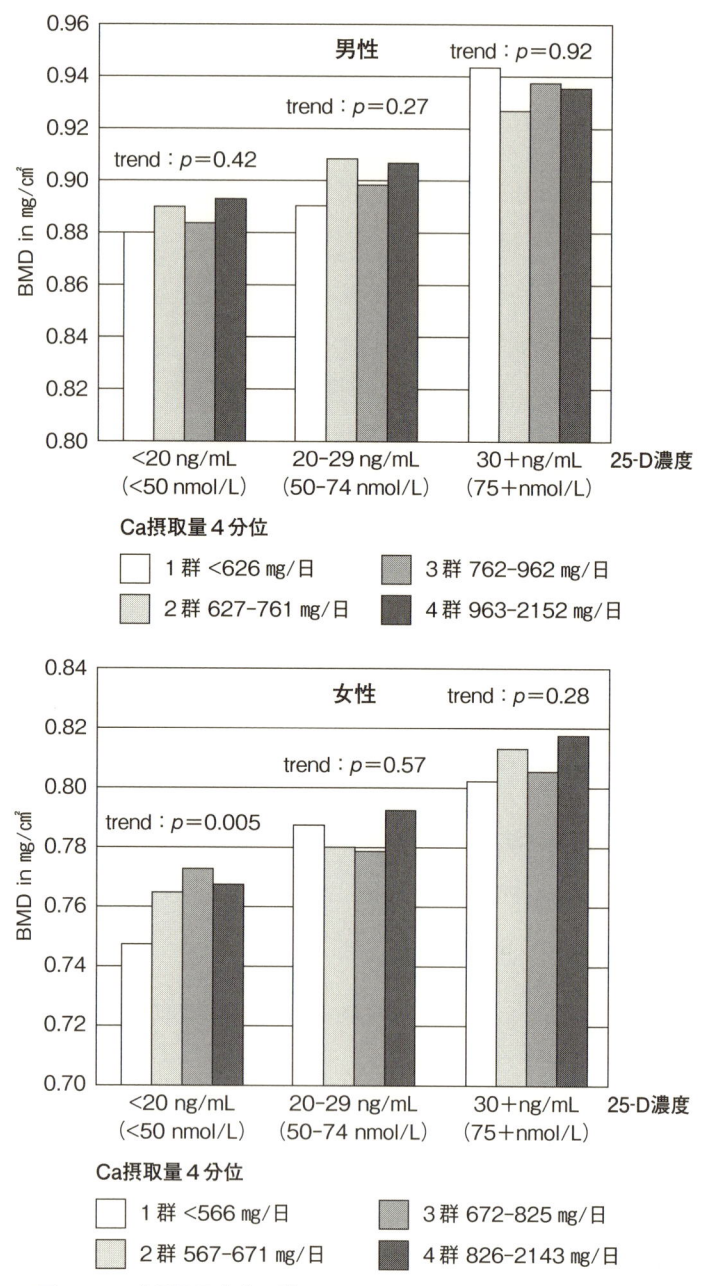

図5-3 大腿骨骨密度に対するビタミンD栄養状態とCa摂取量の影響[10]

2. ビタミンD栄養とロコモティブシンドローム

指標となった。Tufts-AHRQでは,「VDの栄養指標として骨の健康指標と用量依存性が得られるのは血中25-D濃度である。そして,VD摂取量と血中25-D濃度は最低限の日照を受ける対象者において相関し,このデータを用いることで日照から得るVDを考慮せずに目標の血中25-D濃度に到達できるVD摂取量を求めることができる」と結論付けている。したがって,第2ステップでは骨の健康に必要な血中25-D濃度が,腸管Ca吸収,骨密度,骨折,骨石灰化を指標に求められた。興味深いことに,骨の健康に必要な血中25-D濃度の中央値はすべての年代を通して一致してくる。最終ステップではVD摂取量と25-D濃度の関係を評価し,目安量 (AI) ではなく推定平均必要量 (EAR) と推奨量 (RDA) が策定された。

その根拠の中で最も重要な指標となったのは,骨石灰化とVDに関するPriemelら[14]の報告である。彼らは,コホート研究の対象者の剖検時に腸骨を採取し,675名の男女 (男性401名:58.7±16.99歳,女性272名:68.26±17.27歳)の骨形態計測値と血中25-D濃度の関係を調べた。その結果,25-D濃度低下に伴って類骨密度が増加し (図5-4),骨密度に対する類骨密度割合 (OV/BV) の基準を2%とした場合,75 nmol/L以上で石灰化不良はみられなくなった。このことから,彼らは骨の健康には75 nmol/L以上の25-D濃度維持が必要と結論付けた。しかし,食事摂取基準における推奨量 (RDA) は,全体の97.5%が満たし得る摂取量とされることから,675名のうち2.5% (17名) にOV/BV高値が現れる血中濃度を求めると40-45 nmol/Lとなる。50 nmol/Lを境界値にすると,7名すなわち約1%のみにVD不足がみられ,残り99%は骨石灰化不良が起きない濃度と推定できる。これらのことから,米国医学研究所 (IOM:US Institute of Medicine) は,血中25-D濃度と骨の健康に関する指標には図5-5に示すような用量依存的な関係があると結論付け,これまで目安量(AI)として評価していたVDの食事摂取基準を推定平均必要量(EAR)および推奨量(RDA)とし,それぞれを血中25-D濃度30 nmol/Lおよび50 nmol/Lに到達する摂取量とした。75 nmol/Lは骨にとっての最適値ではあるが,RDAの参照値とはされなかった。また,これらの効果は適正なCa摂取を伴ってこ

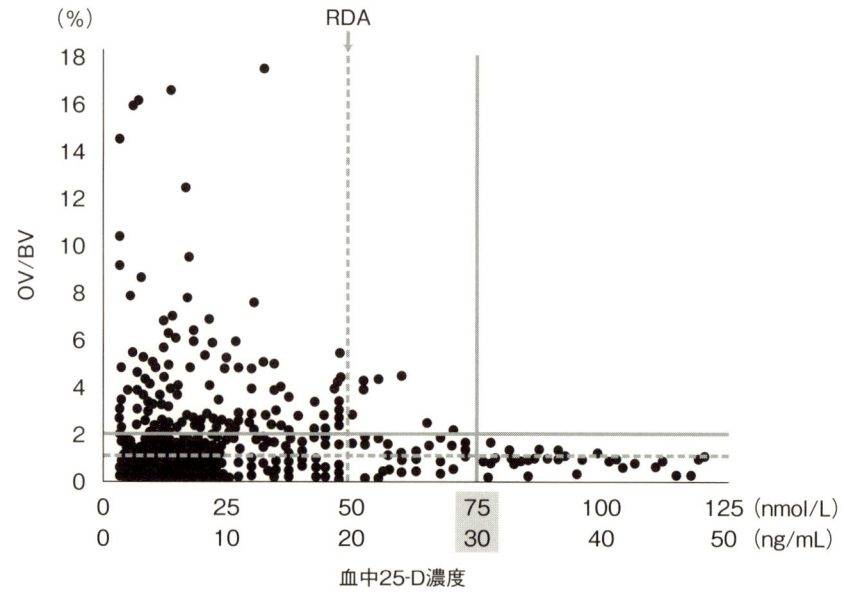

図5-4 血中25-D濃度と骨石灰化（類骨密度/骨密度）
骨密度に対する類骨密度割合（OV/BV）＝2％を異常石灰化として判定。
血中25-D濃度75 nmol/L以上では，異常石灰化がみられなくなる。

そ得られる効果であることにも言及されている。

　最小限の日照量を受ける環境において，血中25-D濃度とビタミンD摂取量は図5-6に示すような非直線的な相関関係を示す[15]。摂取量と血中濃度の関係に年齢の影響はなく，図に示す信頼区間下限の対数回帰式を用いると，大部分のヒトは400 IU/日（10 μg/日）の摂取で52 nmol/L以上，600 IU/日（15 μg/日）の摂取で56 nmol/L以上の25-Dに濃度に達すると推測できる。このことから，米国・カナダのRDAは9～70歳までの年齢層に対して600 IU/日（15 μg/日）を策定し，70歳以上ではPTH濃度上昇や骨代謝の変動を考慮して800 IU/日（20 μg/日）と策定された。

　日本人の食事摂取基準（2010年版）における成人のVD目安量（AI）は，5.5 μg/日である（p.114, 表8-1）。策定根拠は，PTH濃度を低下させるために必要な血中25-D濃度を50 nmol/Lとして，平均値50 nmol/Lを示す年齢集団

2. ビタミンD栄養とロコモティブシンドローム　73

図5－5　骨の健康指標と血中25-D濃度の関係を示す概念図[11]

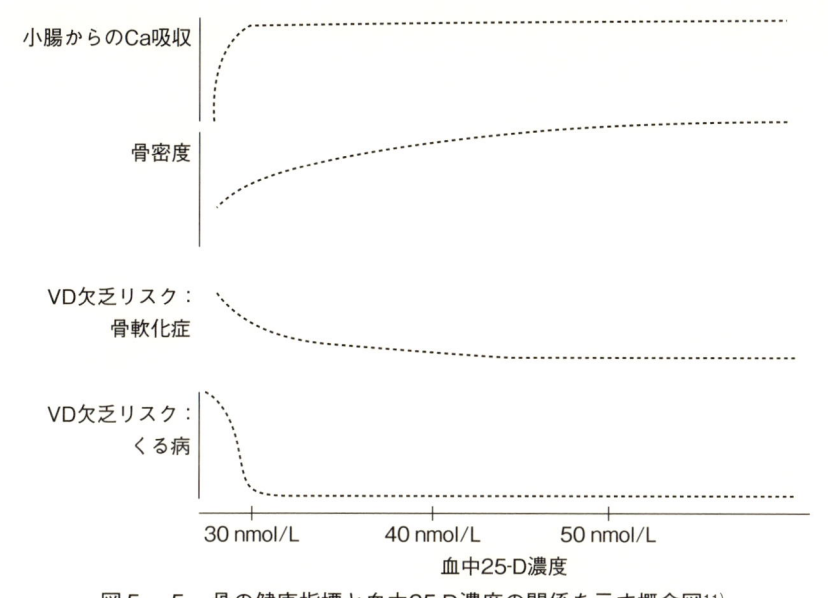

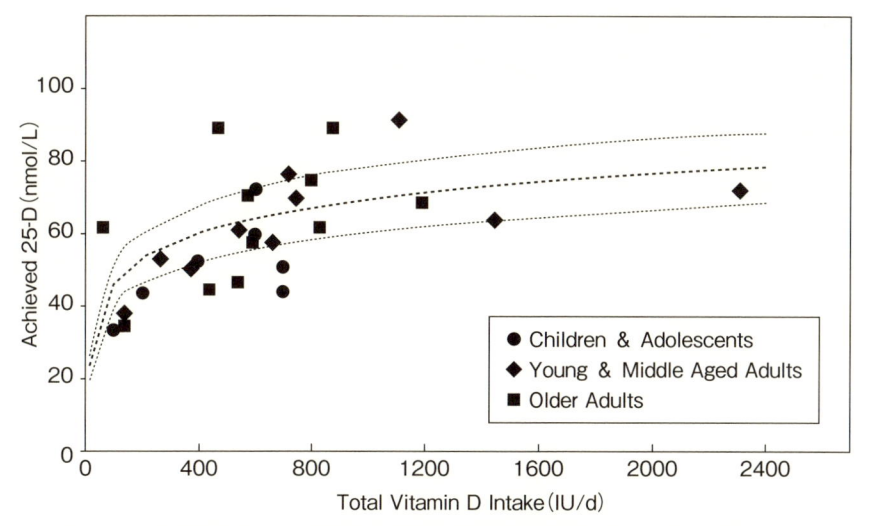

図5－6　日照量が少ない地域におけるVD摂取量と血中25-D濃度の関係[15]
高緯度のヨーロッパ(北緯49.5度)および南極(南緯78度)に居住する人を対象としている。日照によるVD供給量が非常に少ないために，食事からのVD摂取量と血中25-D濃度の関係をより明確に知ることができる。

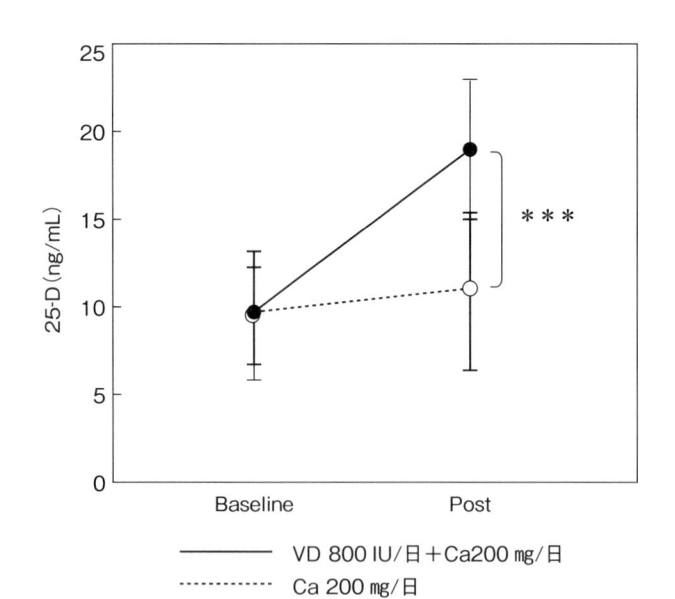

と，この年代に相当する国民健康・栄養調査のVD摂取量を合わせて評価したものである。この点は，今後，十分に見直すべきところであり，また策定根拠となるデータ蓄積も必要となる。Kuwabaraら[16]は，日照が制限される施設入居高齢者に800 IU/日（20 μg/日）のVDを1ヶ月間補給したが，50 nmol/L以上の血中濃度を十分に確保することはできなかったとしている（図5-7）。補給期間が3ヶ月を超えるか否かで血中濃度増加量が変わるとの報告もあることから，長期間日常的に十分なVDを摂取することが骨の健康には必要と考えられる。また，VD強化食品が少ない日本で十分なVDを摂取するためにはどうすればよいかを考えることが，ロコモティブシンドローム予防における今後の課題といえるだろう。

図5-7 施設入居の日本人高齢者に対してビタミンDを800 IU/日（20 μg/日）1ヶ月間補給したときの血中25-D濃度[16]

3. ビタミンK栄養とロコモティブシンドローム

VK栄養と骨の健康については，低VK摂取が閉経前後の女性の大腿骨近位部および脊椎における低骨密度（BMD）と関連があることや骨折リスクが増大すること[17-20]，大腿骨近位部骨折を有する患者において血中VK濃度が低いこと[21-24]が報告されている。前述のように血中ucOC濃度は，骨におけるVK栄養指標および骨折の予測因子として期待される分子であり，VK摂取量あるいは血中VK濃度を中心としたVK栄養と血中ucOC濃度ならびに骨折リスクの関係について最近の筆者らの研究結果を含めて紹介する。

(1) 日本人のビタミンK栄養

平成21年厚生労働省国民健康・栄養調査報告によると，日本人成人は食事平均約200 μg/日程度のVKを摂取している。食品としての主な摂取源は，緑色野菜や納豆である。VKには，K_1（フィロキノン）とK_2（メナキノン：MK）があり，いずれもナフトキノン骨格に側鎖がついた構造を持つがフィロキノンとメナキノンでは側鎖構造が異なる。K_1はフィロキノン1種であり主に緑色野菜から摂取される。一方，メナキノンにはMK-nで表される側鎖長の異なる同族体が存在し，食品中には主にMK-4とMK-7が存在する。MKは細菌類によって産生されることから発酵食品に多く含まれ，特に，MK-7は納豆に豊富に含まれる。国民健康・栄養調査では，これらの同族体は区別されることなく総VK摂取量として表記されている。筆者らが行った長野県在住の高齢女性における調査では，これらのビタミンK同族体のうち血中濃度が最も高いのはMK-7であるが，2.2％の対象者の血中には検出されず，納豆摂取有無の影響が認められる[25]。緑色野菜から摂取されるK_1は全対象者の血中から検出され，MK-7に次いで高い血中濃度を示す。一方，MK-4は56.8％の対象者においてのみ検出され，その濃度も非常に低い。日本人の食事摂取基準（2010年版）におけるVKの成人の目安量は，男性で75 μg/日，女性で60～65 μg/日であるこ

とから（p.114，表8-1），前述の国民健康・栄養調査の結果は目安量を十分満たしているといえるが，この目安量は血液凝固作用を基準に策定されており，骨の健康維持を目的としたものではない。

（2）血中ucOC濃度を指標とした骨におけるビタミンK栄養評価

　日本人高齢女性において血中K_1およびMK-7濃度と血中ucOC/intactOC濃度比を年齢層別に比較したところ，各年齢層において血中K_1，MK-7濃度と血中ucOC/intactOC濃度比は有意に負相関するものの，年齢の上昇とともに血中ucOC/intactOC濃度比を低下させるために必要な血中VK濃度は高くなる[25]（図5-8）。

　一方，60歳以上の閉経後女性のVK摂取量と血中ucOC濃度は有意な負相関関係を示したことから，筆者らが新規に開発した栄養評価法である曲率解析[26]を用いて，骨におけるVK必要摂取量を評価した結果，高齢者では少なくとも266 μg／日のビタミンK摂取が必要と推定された。Boothらは，ucOC濃度を十分に低下させるために必要なK_1摂取量は500 μg／日以上であり，血液凝固に必要なK_1摂取量よりも多いことを示している[26]。日本人においても，PIVKA-IIに比べてOCのGla化に必要なVK摂取量が多いことは，Kuwabara[27]らおよび筆者らも確認している（図5-9）[28]。これらの結果は，少なくとも現在の食事摂取基準の目安量は骨の健康維持にとっては十分でないことを示唆するものである。

（3）ビタミンK栄養と骨密度および骨折

　VK栄養と骨折リスクの関係を示す論文はいくつか報告されている。筆者らが調査した閉経後日本人女性の血中K_1濃度と骨折の関係では，血中K_1濃度の中央値2.67 nmol／Lで分けた高濃度群と低濃度群において骨密度と骨型アルカリフォスファターゼ活性は両群間で差がないものの，骨折発生率は低濃度群で有意に高かった（表5-2）[29]。高濃度群に対する低濃度群の骨折の相対リスクは，年齢未調整で3.43，年齢調整後で3.58であった。一方，前述の新規栄養評価法で求めた骨におけるVK必要摂取量266 μg／日で高VK摂取群と低VK摂

3. ビタミンK栄養とロコモティブシンドローム　77

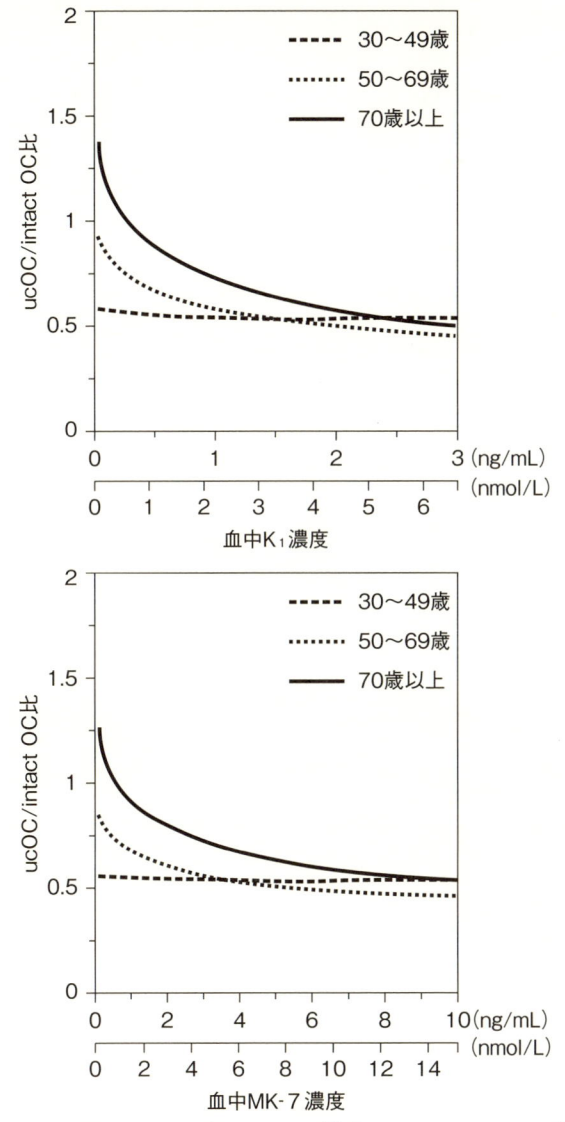

図5－8　年齢層別にみた血中K_1, MK-7濃度とucOC/intactOC比の関係[25]
非線形対数回帰分析により血中K_1濃度あるいはMK-7濃度とucOC/intactOC比の関係を年齢層別に比較した。血中K_1濃度あるいはMK-7濃度とucOC/intactOC比の回帰式において，3つの年齢層の切片は有意に異なることが確認された。この結果は，年齢の上昇とともにucOC/intactOC比を低下させるために必要な血中ビタミンK濃度が高くなることを示唆する。

78   第5章　骨粗鬆症・骨折におけるビタミンDおよびビタミンKの重要性

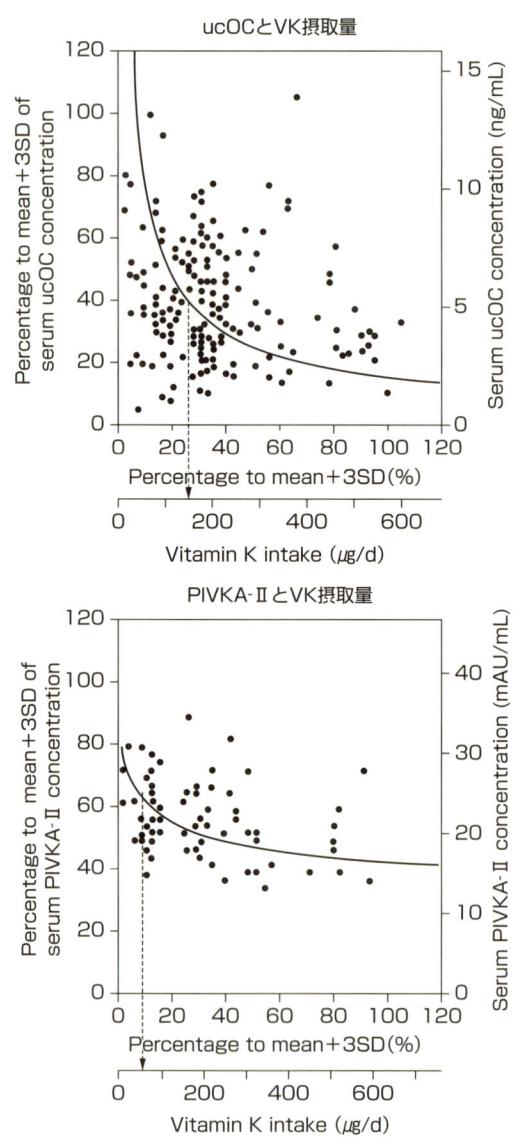

図5-9　骨あるいは血液凝固に必要なビタミンK摂取量の評価（曲率解析法）[28]
対数回帰式の曲がりが最も急である点（曲率が最大となる点）を最低限のVK必要摂取量として評価。ucOCを指標にした場合は162 μg/日，PIVKA-Ⅱを指標した場合は54 μg/日という必要量が得られる。対象者は，若年女性。

3. ビタミンK栄養とロコモティブシンドローム

表5-2 血中K₁濃度の中央値（2.67 nmol/L）で分けた場合の椎体骨骨折発生の相対リスク[29]

群	n	年齢(歳)	腰椎骨密度 (g/cm³)	骨型アルカリ ホスファターゼ 活性(U/L)	椎体骨骨折 発生率	相対リスク (95%信頼区間)	年齢調整後の 相対リスク (95%信頼区間)
低濃度群	188	65.3(12.1)	0.966(0.195)	31.0(11.7)	14.4%	3.43(1.60-7.35)	3.58(3.26-3.93)
高濃度群	191	62.7(10.1)	0.973(0.177)	31.8(10.7)	4.2%	1	1
p		0.020	0.708	0.478	<0.001		
				平均（標準偏差）			

血中K₁濃度の中央値（2.67 nmol/L）で分けた2群を比較すると，骨密度およびアルカリホスファターゼ活性に有意な差はないが，椎体骨骨折発生率は低濃度群で有意に高く，相対リスクは高濃度群に比べて約3.5倍高い。

取群に分け，椎体骨既存骨折有病率を比較した。その結果，高VK摂取群では9.9％であったのに対して低VK摂取群では35.9％であり，オッズ比5.6（95％CI 2.1-14.9, $p<0.001$）であった。また，臨床骨折発生における比例ハザード解析においても有意な結果が得られ，Kaplan-Meier解析では低VK摂取群で有意に高い臨床骨折の発生が確認された[30]。Boothらは，VK摂取量の4分位で対象者を4群に分けて骨折リスクを比較したところ，平均VK摂取量254 μg/日の最高位群に比べて56 μg/日の最低位群の大腿骨近位部骨折のリスクは2.9倍高いことを報告している[17]。また，Cheungらは，5 mg/日のK₁を補給すると骨密度への影響はないが骨折抑制効果があると報告した（図5-10）[31]。5 mg/日という補給量は，骨粗鬆症治療薬として使用される量に比べると低いものの，食事から日常的に摂取することは困難な量である。骨折予防効果が期待できるVKの摂取量については今後の検討課題であるが，彼らの結果はVKの骨折予防効果が骨密度増加よりもむしろ骨質改善に寄与して発現することを示唆するものである。

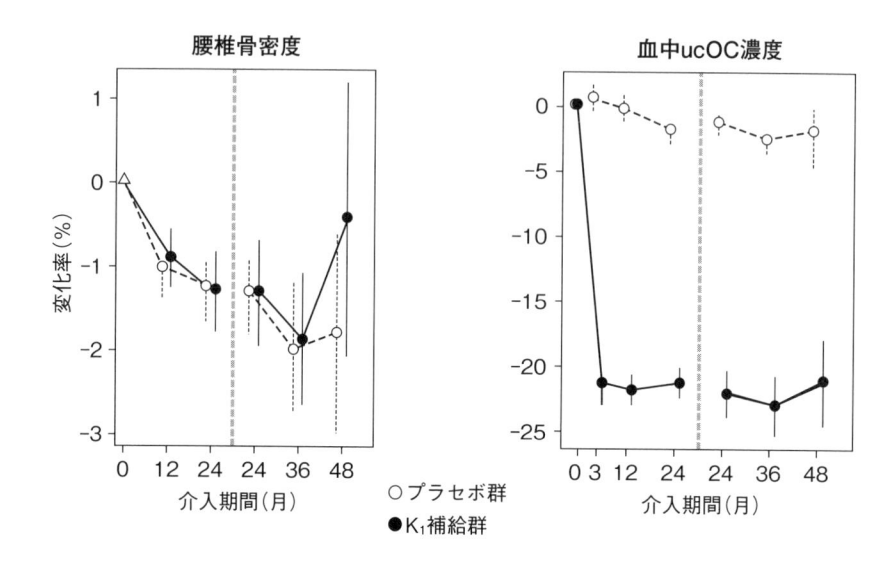

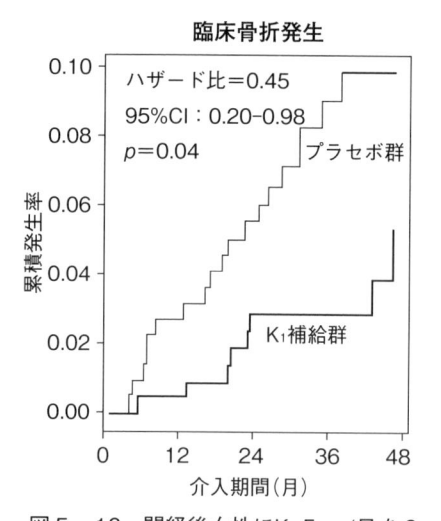

図5-10 閉経後女性にK₁ 5 mg/日を2〜4年間補給した無作為化二重盲検試験における椎体骨密度，血中ucOC濃度および臨床骨折発生の推移[31]

5 mg/日のK₁補給により，血中ucOC濃度は有意に低下する。2〜4年間の補給により，骨密度への影響はないが臨床骨折の発生が抑制された。

4. おわりに

　ロコモティブシンドロームの重要な疾患の一つである骨粗鬆症や骨折を予防することは，高齢化が進むわが国の重要な課題である。VDやVK栄養を充足させることは，日常的な予防法として非常に重要である。現在は，骨粗鬆症予防における両栄養素の必要量がようやく明らかになった段階であり，今後，日本人のデータをさらに蓄積するとともに，社会へ還元することが急務の課題と考えられる。

文　献

1) Thomas M. K., Lloyd-Jones D. M., Thadhani R. I. et al : Hypovitaminosis D in medical inpatients. N Engl J Med 1998 ; 338 ; 777-783.
2) Durazo-Arvizu R. A., Dawson-Hughes B., Sempos C. T. et al : Three-phase model harmonizes estimates of the maximal suppression of parathyroid hormone by 25-hydroxyvitamin D in persons 65 years of age and older. J Nutr 2010 ; 140 ; 595-599.
3) Kuchuk N. O., Pluijm S. M., van Schoor N. M. et al : Relationships of serum 25-hydroxyvitamin D to bone mineral density and serum parathyroid hormone and markers of bone turnover in older persons. J Clin Endocrinol Metab 2009 ; 94 ; 1244-1250.
4) Ross C., Taylor C. L., Yaktine A. L. et al : Dietary Reference Intakes for Calcium and Vitamin D, The National Academies Press, 2011, 261.
5) Melhus H., Snellman G., Gedeborg R. et al : Plasma 25-hydroxyvitamin D levels and fracture risk in a community-based cohort of elderly men in Sweden. J Clin Endocrinol Metab 2010 ; 95 ; 2637-2645.
6) Ensrud K. E., Taylor B. C., Paudel M. L. et al : Serum 25-hydroxyvitamin D levels and rate of hip bone loss in older men. J Clin Endocrinol Metab 2009 ; 94 ; 2773-2780.
7) Cauley J. A., Lacroix A. Z., Wu L. et al : Serum 25-hydroxyvitamin D concentrations and risk for hip fractures. Ann Intern Med 2008 ; 149 ; 242-250.

8) Bischoff-Ferrari H. A., Willett W. C., Wong J. B. et al : Prevention of nonvertebral fractures with oral vitamin D and dose dependency : a meta-analysis of randomized controlled trials. Arch Intern Med 2009 ; 169 ; 551–561.
9) Avenell A., Gillespie W. J., Gillespie L. D. et al : Vitamin D and vitamin D analogues for preventing fractures associated with involutional and post-menopausal osteoporosis. The Chochrane Database of Systematic Reviews 2005 ; Issue 3. Art. No. : CD000227. DOI : 10. 1002/14651858. CD000227. pub 2.
10) Bischoff-Ferrari H. A., Kiel D. P., Dawson-Hughes B. et al : Dietary calcium and serum 25-hydroxyvitamin D status in relation to BMD among U. S. adults. J Bone Miner Res 2009 ; 24 ; 935–942.
11) Ross C., Taylor C. L., Yaktine A. L. et al : Dietary Reference Intakes for Calcium and Vitamin D, The National Academies Press, 2011.
12) Evidence Report/Technology Assessment Number 158, Effectiveness and Safety of Vitamin D in Relation to Bone Health, AHRQ Publication No. 07 – E013.
13) Evidence Report/Technology Assessment Number 183, Vitamin D and Calcium : A Systematic Review of Health Outcomes, AHRQ Publication No. 09 –E015.
14) Priemel M., von Domarus C., Klatte T. O. et al : Bone mineralization defects and vitamin D deficiency : histomorphometric analysis of iliac crest bone biopsies and circulating 25-hydroxyvitamin D in 675 patients. J Bone Miner Res 2010 ; 25 ; 305–312.
15) Ross C., Taylor C. L., Yaktine A. L. et al : Dietary Reference Intakes for Calcium and Vitamin D, The National Academies Press, 2011, 384.
16) Kuwabara A., Tsugawa N., Tanaka K. et al : Improvement of vitamin D status in Japanese institutionalized elderly by supplementation with 800 IU of vitamin D_3. J Nutr Sci Vitaminol 2009 ; 55 ; 453–458.
17) Booth S. L., Tucker K. L., Chen H. et al : Dietary vitamin K intakes are associated with hip fracture but not with bone mineral density in elderly men and women. Am J Clin Nutr 2000 ; 71 ; 1201–1208.
18) Feskanich D., Weber P., Willett W. C. et al : Vitamin K intake and hip fractures in women : a prospective study. Am J Clin Nutr 1999 ; 69 ; 74–79.
19) Booth S. L., Broe K. E., Gagnon D. R. et al : Vitamin K intake and bone mineral density in women and men. Am J Clin Nutr 2003 ; 77 : 512–516.
20) Booth S. L., Broe K. E., Peterson J. W. et al : Associations between vitamin K

biochemical measures and bone mineral density in men and women. J Clin Endocrinol Metab 2004 ; 89 ; 4904−4909.
21) Hart J. P., Catterall A., Dodds R. A. et al : Circulating vitamin K_1 levels in fractured neck of femur. Lancet 1984 ; 2 ; 283.
22) Hart J. P., Shearer M. J., Klenerman L. et al : Electrochemical detection of depressed circulating levels of vitamin K_1 in osteoporosis. J Clin Endocrinol Metab 1985 ; 60 ; 1268−1269.
23) Bitensky L., Hart J. P., Catterall A. et al : Circulating vitamin K levels in patients with fractures. J Bone Joint Surg Br 1988 ; 70 ; 663−664.
24) Hodges S. J., Akesson K., Vergnaud P. et al : Circulating levels of vitamins K_1 and K_2 decreased in elderly women with hip fracture. J Bone Miner Res 1993 ; 8 ; 1241−1245.
25) Tsugawa N., Shiraki M., Suhara Y. et al : Vitamin K status of healthy Japanese women : age-related vitamin K requirement for gamma-carboxylation of osteocalcin. Am J Clin Nutr 2006 ; 83 ; 380−386.
26) Booth S. L., Martini L., Peterson J. W. et al : Dietary phylloquinone depletion and repletion in older women. J Nutr 2003 ; 133 ; 2565−2569.
27) Kuwabara A., Fujii M., Kawai N. et al : Bone is more susceptible to vitamin K deficiency than liver in the institutionalized elderly. Asia Pac J Clin Nutr 2011 ; 20 ; 50−55.
28) Tsugawa N., Uenishi K., Ishida H. et al : A novel method based on curvature analysis for estimating the dietary vitamin K requirement in adolescents. Clin Nutr 2012 ; 31 ; 255−260.
29) Tsugawa N., Shiraki M., Suhara Y. et al : Low plasma phylloquinone concentration is associated with high incidence of vertebral fracture in Japanese women. J Bone Miner Metab 2008 ; 26 ; 79−85.
30) 津川尚子, 白木正孝, 上西一弘ほか : 高齢者におけるビタミンK栄養と既存骨折および臨床骨折発生との関係. Osteoporosis Jpn 2010 ; 18 ; 240.
31) Cheung A. M., Tile L., Lee Y. et al : Vitamin K supplementation in postmenopausal women with osteopenia (ECKO trial) : a randomized controlled trial. PLoS Med 2008 ; 5 ; 1461−1471.

第6章 ビタミンKの新しい作用メカニズムと骨における役割

井上　聡*

　ビタミンKには，γ-グルタミルカルボキシラーゼ（GGCX）の補因子としてのタンパク修飾作用に加え，最近発見された核内受容体を介する転写調節機構が見いだされている。ビタミンK依存性タンパク質の機能は，血液凝固にとどまらず，骨代謝，糖代謝，動脈硬化，悪性腫瘍など多岐にわたる生命現象に関わっている。特にロコモティブシンドロームとの関連では，オステオカルシンの新たな機能の発見，MGP（matrix Gla protein：マトリクスGlaタンパク質）の役割，Gla化を受けることが最近発見されたペリオスチンの役割などが注目される。ビタミンKの核内受容体SXR/PXRは標的遺伝子の発現調節を介して，細胞レベルおよび動物レベルで骨代謝に作用することが示されてきた。Tsukushiはビタミンkのコラーゲン蓄積作用を媒介することが明らかになり，PXRの欠損マウスは骨粗鬆症様の低骨量を呈した。ビタミンKの各種作用経路を独立して調節することにより，様々な疾患に対する創薬の可能性が与えられる。

1. はじめに

　ビタミンKは，不足すると出血を起こしやすくするビタミンとして，1930年代に発見された。その後，1970年代にタンパク質のγカルボキシル化（Gla化）の補酵素として還元型ビタミンKが用いられることが判明し，その機能が明らかになっていく。γカルボキシル化は，タンパク質の翻訳後修飾の一種であり，グルタミン酸残基のγ位の炭素に，すでに結合しているカルボキシル基に

---

* 東京大学大学院医学系研究科抗加齢医学講座
　埼玉医科大学ゲノム医学研究センター遺伝子情報制御部門

加え，もう一つカルボキシル基を加える反応であり，γ-グルタミルカルボキシラーゼ（γ-glutamyl carboxylase：GGCX）が触媒する酵素反応である。一方で，近年，核内受容体を介する転写調節因子，プロテインキナーゼ系を介する作用，細胞分化作用やアポトーシス誘導作用などの新たなメカニズムが見いだされている。特にビタミンK_2が作用するメカニズムとして，解毒代謝に関与する核内受容体であるステロイドX受容体（SXR：steroid and xenobiotic receptor）とプロテインキナーゼ系を介する機構は筆者らが発見したものである。本章ではGla化を介する作用と転写調節を介する運動器への作用に焦点を当てる。

2．ビタミンK依存性タンパク質

　Gla化を受けるタンパク質が次々に同定されていく過程で，ビタミンKは血液の凝固に加え，様々な生命現象に関わっていることが明らかとなってきた。Glaタンパク質としては，血液の凝固線溶に関わる凝固因子Ⅱ，Ⅶ，Ⅸ，Ⅹ，プロテインC，プロテインS，プロテインZ[1]，血管内皮機能に関わるgrowth arrest specific-6（Gas6）[2]，腎結石形成抑制効果を有するnephrocalcin[3]，骨組織で発現するオステオカルシン（BGP；bone Gla proteinとも呼ばれる）[4]，軟骨における石灰化抑制作用を有するmatrix Gla protein（MGP）[5]，骨膜や歯根膜および心臓で発現しているペリオスチン[6]，角膜ジストロフィーに関わるβIg-H3[6]，膜貫通型のGlaタンパク質であるproline-rich Gla protein 1および2[7]，transmembrane Gla protein 3および4[8]などが知られている。GGCX自身もGla化される，Gla化による基質となるタンパク質との親和性や自らの安定性への関与が推測されている[9]。Gla化を受けるタンパク質はビタミンK依存性タンパク質（vitamin K-dependent proteins）と呼ばれ，Gla化による活性の変化が報告されている。骨や軟骨にビタミンK依存性タンパク質が豊富に存在することからも，ビタミンKのロコモティブシンドロームへの関与が推察される。

3. ビタミンK依存性タンパク質とγカルボキシル化（Gla化）のメカニズム

　GGCXは，小胞体膜に存在する膜タンパク質であり，γカルボキシル化（Gla化）は，小胞体の中で行われる過程である（図6-1）。ビタミンK依存性タンパク質は，GGCXとの親和性の高いプロペプチドをN末に有し，この配列の特定のアミノ酸はビタミンK依存性タンパク質間で高度に保存されている。ビタミンK依存性タンパク質は，プロペプチドによりGGCXにつなぎとめられ，その後，複数のGlu残基が，順次Gla化されていくと想定されている[10]。ビタミンK依存性タンパク質は，プロペプチド以外にもGGCXに親和性のある部分を有し，その親和性はGla化の度合いにも依存し，すべてのGlu残基のGla化が終了した際のタンパク質の放出に，プロペプチド以外の部分の親和性の低下

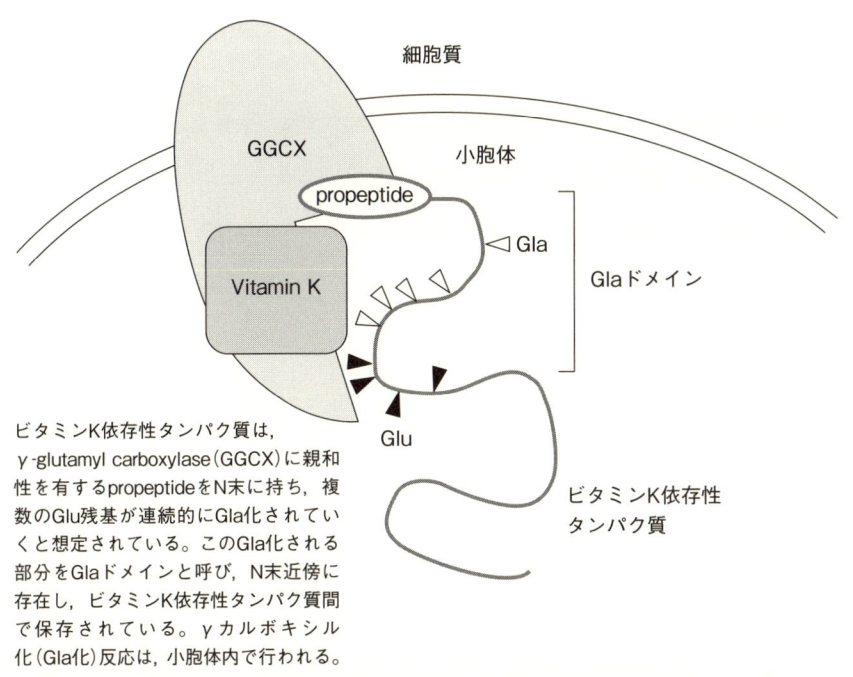

ビタミンK依存性タンパク質は，γ-glutamyl carboxylase (GGCX)に親和性を有するpropeptideをN末に持ち，複数のGlu残基が連続的にGla化されていくと想定されている。このGla化される部分をGlaドメインと呼び，N末近傍に存在し，ビタミンK依存性タンパク質間で保存されている。γカルボキシル化 (Gla化)反応は，小胞体内で行われる。

図6-1　ビタミンK依存性タンパク質のGla化のプロセス

が関わっていると想定されている。プロペプチドはGla化の後に切断される。

4．ビタミンK依存性タンパク質に共通する構造

　ビタミンK依存性タンパク質に共通する構造として，前述のプロペプチドが挙げられるが，Gla化を受ける配列もビタミンK依存性タンパク質間で類似している。これはGlaドメインと呼ばれ，機能的にはカルシウムイオンとの結合，リン脂質膜への結合に必要なドメインである[11]。この特性は，後述の凝固因子におけるカルシウムイオンと血小板膜リン脂質との結合，オステオカルシンやMGPの骨・軟骨組織における石灰化の制御に重要であると考えられる。

5．脱γカルボキシル化反応

　ビタミンK依存性タンパク質のGla化の逆反応としての脱γカルボキシル化については，それに関わる酵素は同定されていなかった。最近，Karsentyらは，破骨細胞における酸性環境の骨吸収窩において，非酵素的にGla化されたオステオカルシンが脱γカルボキシル化されることを報告した[12]。このような脱γカルボキシル化による活性の制御については今後の課題である。

6．オステオカルシン

　オステオカルシンは，骨芽細胞により産生され，骨組織の細胞外基質においてヒドロキシアパタイトに結合する。この結合にγカルボキシル化が必要とされている。血清のオステオカルシンの濃度は，骨代謝マーカーの一つとして利用される。また，低Gla化オステオカルシン（ucOC：undercarboxylated osteocalcin）の血中濃度測定が，骨粗鬆症におけるビタミンK剤の選択時およびビタミンK剤の効果判定の補助的指標として利用できる。ucOCの高値は，ビタミンK欠乏状態を反映し，大腿骨近位部骨折のリスクファクターとして報

告されている[13]。一方で，ノックアウトマウスでは，むしろ骨密度が増加し，まだ未解明な点も残されている[14]。

近年，オステオカルシンの欠損マウスが耐糖能異常を呈することより，オステオカルシンが糖代謝に影響を与えていることが示唆された[15]。オステオカルシンは，膵臓のβ細胞に作用しインスリンの分泌を高め，脂肪細胞に作用しアディポネクチンの分泌を高めると報告された[15]。疫学的にビタミンKの摂取が多い人は糖負荷時のインスリン感受性が良いことが示されている[16]。これは，オステオカルシンを介したメカニズムである可能性を示唆する結果であるが，オステオカルシンの膵臓や脂肪細胞に対する作用はucOCのみが有しているという実験結果も報告されており[15]，矛盾点の解明が望まれる。最近，オステオカルシンは，精巣のLeydig細胞に作用し，生殖細胞の生存を高めていることも報告され[17]，新しい展開があった。

7．マトリクス Gla タンパク質

MGPは細胞外基質タンパク質で，軟骨細胞や血管平滑筋にて発現が報告されている。骨組織では成長軟骨にて発現し，骨形態や骨密度に影響を及ぼす。MGPの欠損マウスは著明な動脈硬化，早期の成長軟骨石灰化に伴う骨長短縮・骨密度減少・骨折を呈し[5]，このタンパク質は血管の石灰化や軟骨内骨化の制御に関わっていると考えられる。

8．ペリオスチン

ペリオスチンは骨膜や歯根膜および心臓の弁において多く発現している細胞外基質タンパク質であるが，他にも多くの組織，さらに肺癌，卵巣癌，乳癌など各種癌にて発現している[18]。細胞膜のインテグリンと相互作用することが知られている。ペリオスチンの欠損マウスは，出生後の成長遅延，海綿骨の骨密度減少，歯周病を呈する[19]。また，心筋の修復への関与が報告され[20]，癌細胞

90　第6章　ビタミンKの新しい作用メカニズムと骨における役割

の転移・浸潤にも関わっており，治療の標的としても着目されている[18]。分泌されたペリオスチンが自らインテグリンに結合することにより，アポトーシス抑制，転移・浸潤能亢進を引き起こし，さらに分泌されたペリオスチンが血管内皮細胞のインテグリンと結合することにより血管新生の刺激になるメカニズムが想定されている。

　ペリオスチンが，Gla化されうるタンパク質として示されたが[6]，機能調節におけるGla化の意義は未解明である。

9．SXRの構造

　SXRはPXR（pregnane X receptor）とも呼ばれ，ビタミンD核内受容体サブファミリー（NR1Iサブファミリー）の一つである（図6－2）。構造は，N末端側のDNA結合ドメイン（DBD）とC末端側のリガンド結合ドメイン（LBD）を持ち，ヒトSXRおよびマウスPXRではDBDで95％の相同性に対して，LBDでは73％と少し低く，リガンドの種特異性に関与している。SXRはレチノイドX受容体（RXR）とヘテロ二量体を形成し，DBDを介してゲノム

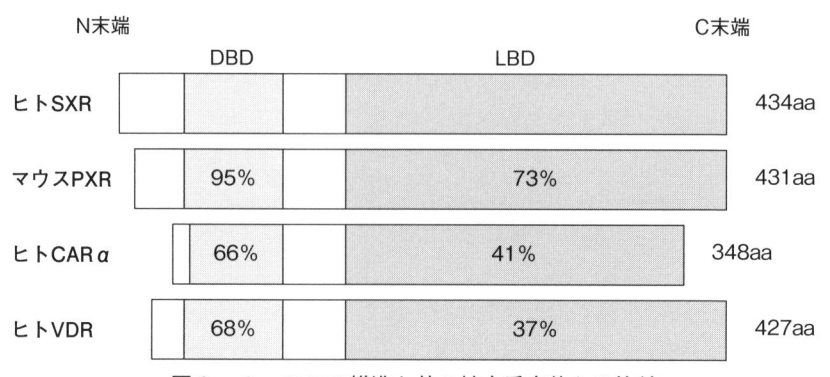

	N末端			C末端
		DBD	LBD	
ヒトSXR				434aa
マウスPXR		95％	73％	431aa
ヒトCARα		66％	41％	348aa
ヒトVDR		68％	37％	427aa

図6－2　SXRの構造と他の核内受容体との比較

ヒトSXRと比較したマウスPXRおよび他のビタミンD核内受容体ファミリー（NR1I）におけるDNA結合ドメイン（DBD）とリガンド結合ドメイン（LBD）におけるアミノ酸相同性を図に示す。
CARα：constitutive androstane receptor α
VDR：ビタミンD受容体

上の特異的SXR応答配列に結合し,近傍の標的因子の転写を制御している。SXR応答配列は5'-AG (G/T) TCA-3'の6塩基のハーフサイトが直列型 (direct repeat ; DR) あるいは回文型 (everted repeat ; ER) に2つ並んだ配列が知られており,ハーフサイト間にはDRでは3か4塩基,ERでは6か8塩基の任意のスペーサーが存在する。

SXRは肝臓と腸において,胆汁酸やステロイドホルモンなどの生体物質の代謝と様々な薬物・異物に対する解毒作用を担っている。これらの作用は,SXR下流応答遺伝子であるチトクロームP450 (CYP) 3Aファミリー遺伝子などのPhase I 代謝酵素や,UGT (UDP-glucuronosyltransferase) 1A遺伝子などのPhase II 薬物結合酵素,MDR1 (multidrug resistance protein 1) などのPhase III トランスポーターといった薬物代謝酵素遺伝子群が担っている。

ヒトSXRの代表的作動薬としては,抗生物質のリファンピシン,カルシウムブロッカーのニフェジピン,St. John's wort (西洋オトギリ草) の主成分であるハイパーフォリンなどが知られている[21]。

10. SXRとビタミンKの骨代謝における役割

近年,筆者らは骨代謝におけるSXRの役割として,骨芽細胞系にSXRが発現しており,ビタミンK_2がSXRを介して骨関連遺伝子の発現調節を行う作用を明らかにした[22]。ビタミンK_2はSXRのLBDに結合してSXRを活性化し,SXR標的遺伝子CYP3A4を転写活性化するほか,オステオプロテジェリン (OPG) やアルカリフォスファターゼなどの骨代謝関連遺伝子の発現も誘導する。これに対して,PXR欠損マウスにおいては,正常マウスの骨芽細胞では認められるビタミンK_2依存性のOPG遺伝子の発現誘導は認められないことから,ビタミンK_2がSXRを介した転写調節により,骨芽細胞に作用することが示唆された。

さらにマイクロアレイ解析を用いた遺伝子探索により,骨芽細胞系においてビタミンK_2が細胞外マトリクスタンパク質などの応答遺伝子の発現調節をSXR依存性に行い,コラーゲンを蓄積させることを示した[5]。SXR安定発現

MG63ヒト骨芽細胞系において，ビタミンK₂およびSXRリガンドのリファンピシンにより発現が誘導される遺伝子として，細胞外マトリクスタンパク質に属するTsukushiやマトリリン-2などを同定した（図6－3）。特に，Tsukushiタンパク質は small leucine-rich repeat（SLRR）プロテオグリカンのファミリーに属する構造を有しており[23]，同じくこのファミリーに属するバイグリカンやデコリンは，骨形成において重要な役割を果たしていることが遺伝子欠損マウスなどのモデルにより明らかになっている[24, 25]。また，バイグリカンとデコリンはマトリリンファミリーとともに，コラーゲン細線維と結合体を形成することが報告されており[26]，SLRRとマトリリンの相互作用が想定される。TsukushiをMG63細胞において安定発現させると，コラーゲンがより蓄積する。ビタミンK₂刺激により，MG63細胞ではコラーゲン蓄積が増加し，この蓄積はsiRNA（small interfering RNA）によるTsukushiか，SXRの遺伝子発現ノックダウンにより消失した[27]。以上より，骨芽細胞において，SXRは細胞外

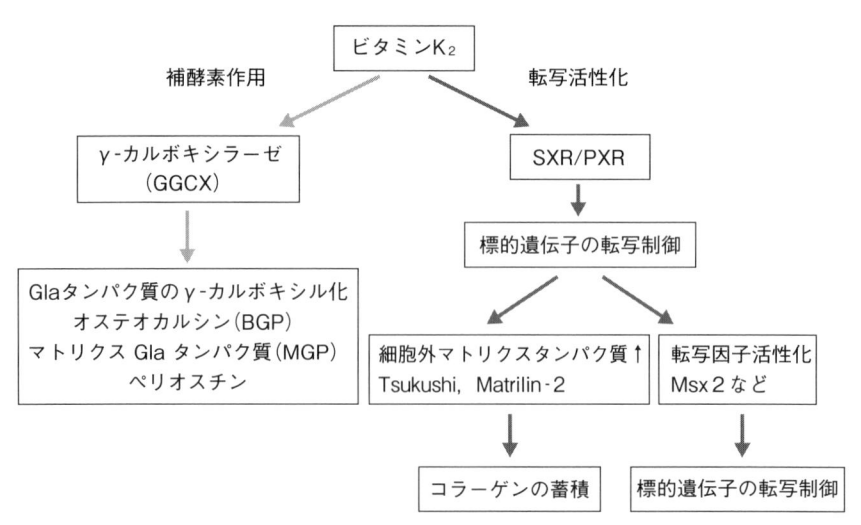

図6－3　骨芽細胞系におけるビタミンK₂の骨代謝調節作用

ビタミンK₂はγ-カルボキシラーゼの補酵素として，Glaタンパク質の翻訳後修飾作用があるとともに，SXR/PXRのリガンドとしても作用し，また，PKAの活性化により遺伝子発現調節を行い，骨代謝において複合的機能を担っている。SXRは，細胞外マトリクスタンパク質などの標的遺伝子の転写調節を行うことにより，コラーゲン蓄積作用をもたらす。

マトリクスタンパク質の転写を調節することにより，コラーゲン蓄積作用をもたらすことが明らかになり，ビタミンK_2がSXRを介して骨質の改善に積極的に関与する可能性が示唆された。

さらに，全身性のPXR遺伝子欠損マウスにおいては，骨密度が著減し（図6-4），骨吸収は亢進する病態が認められ，生体内の骨代謝調節において，SXR/PXRが極めて重要な役割を果たしていることが明らかになった[28]。これらマウスでは，骨形成は低下し，骨吸収は増加しており，骨の力学的強度も損なわれていた。血清のカルシウム，アルカリフォスファターゼ値は変化なく，骨粗鬆症様の病態であった。

マウスMC3T3-E1細胞を用いた実験系においては，ビタミンK_2（メナキノン-4；MK-4）により骨芽細胞系への分化が促進し，その際のMK-4の標的遺伝子として，ホメオボックス遺伝子Msx2が同定された[29]。Msx2のプロモーター領域に，PXRがRXR$α$とヘテロ二量体として結合し，p300を共役因子として転写活性化する。現在，PROX1をはじめとするSXRの新規転写共役因子群が同定されつつあり，その機能が注目される[30]。

11. おわりに

本章では，ビタミンKの新しい作用機序と骨での作用を中心に概説した。ビタミンK依存性タンパク質に関する近年の精力的な研究により，ロコモティブシンドロームに関わるビタミンK依存性タンパク質の新しい機能が注目される。特にビタミンKとの関わりにおいては，Gla化状態と活性の調節機構に関するメカニズム解明が待たれる。未知のビタミンK依存性タンパク質の発見も期待される。さらに，ビタミンKには古典的GGCX経路以外に，核内受存体SXR/PXRを介する新規作用経路がみつかっており，興味深い分野である。それぞれの経路特異的に作用を変化させることができるビタミンK関連の創薬が望まれる。

Wild Type

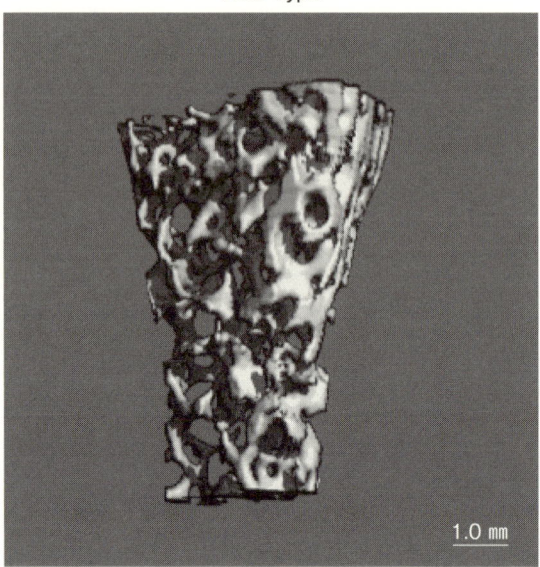

1.0 mm

PXR-KO

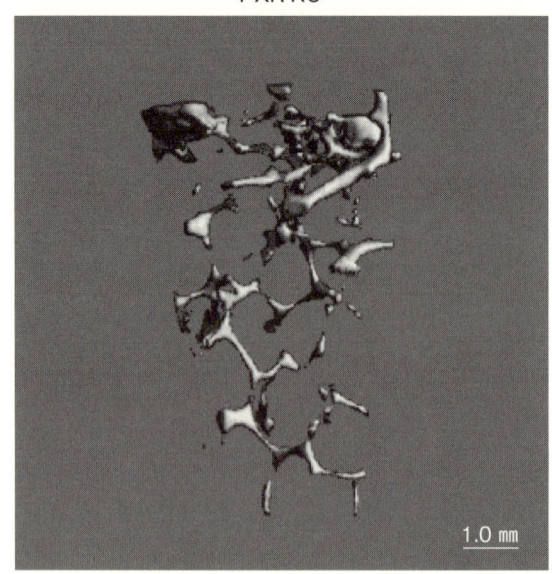

1.0 mm

図6-4 PXR欠損マウスは著明な骨密度低下を示す
PXR欠損マウスはマイクロCT像で示す通り著明な骨密度低下を示した。

文 献

1) Rezaie A. R., Bae J. S., Manithody C. et al : Protein Z-dependent protease inhibitor binds to the C-terminal domain of protein Z. J Biol Chem 2008 ; 283 ; 19922 – 19926.
2) Varnum B. C., Young C., Elliott G. et al : Axl receptor tyrosinekinase stimulated by the vitamin K-dependent protein encoded by growth-arrest-specific gene 6. Nature 1995 ; 373 ; 623 – 626.
3) Worcester E. M., Sebastian J. L., Hiatt J. G. et al : The effect of warfarin on urine calcium oxalate crystal growth inhibition and urinary excretion of calcium and nephrocalcin. Calcif Tissue Int 1993 ; 53 ; 242 – 248.
4) Price P. A., Otsuka A. A., Poser J. W. et al : Characterization of a gamma-carboxyglutamic acid-containing protein from bone. Proc Natl Acad Sci USA 1976 ; 73 ; 1447 – 1451.
5) Luo G., Ducy P., McKee M. D. et al : Spontaneous calcification of arteries and cartilage in mice lacking matrix GLA protein. Nature 1997 ; 386 ; 78 – 81.
6) Coutu D. L., Wu J. H., Monette A. et al : Periostin, a member of a novel family of vitamin K-dependent proteins, is expressed by mesenchymal stromal cells. J Biol Chem 2008 ; 283 ; 17991 – 8001.
7) Kulman J. D., Harris J. E., Haldeman B. A. et al : Primary structure and tissue distribution of two novel proline-rich gamma-carboxyglutamic acid proteins. Proc Natl Acad Sci USA 1997 ; 94 ; 9058 – 9062.
8) Kulman J. D., Harris J. E., Xie L. et al : Identification of two novel transmembrane gamma-carboxyglutamic acid proteins expressed broadly in fetal and adult tissues. Proc Natl Acad Sci USA 2001 ; 98 ; 1370 – 1375.
9) Berkner K. L., Pudota B. N. : Vitamin K-dependent carboxylation of the carboxylase. Proc Natl Acad Sci USA 1998 ; 95 ; 466 – 471.
10) Morris D. P., Stevens R. D., Wright D. J. et al : Processive post-translational modification. Vitamin K-dependent carboxylation of a peptide substrate. J Biol Chem 1995 ; 270 ; 30491 – 30498.
11) Mizuno H., Fujimoto Z., Atoda H. et al : Crystal structure of an anticoagulant protein in complex with the Gla domain of factor X. Proc Natl Acad Sci USA 2001 ; 98 ; 7230 – 7234.
12) Ferron M., Wei J., Yoshizawa T. et al : Insulin signaling in osteoblasts integrates bone remodeling and energy metabolism. Cell 2010 ; 142 ; 296 – 308.
13) Vergnaud P., Garnero P., Meunier P. J. et al : Undercarboxylated osteocalcin

measured with a specific immunoassay predicts hip fracture in elderly women : the EPIDOS Study. J Clin Endocrinol Metab 1997 ; 82 ; 719-724.
14) Ducy P., Desbois C., Boyce B. et al : Increased bone formation in osteocalcin-deficient mice. Nature 1996 ; 382 ; 448-452.
15) Lee N. K., Sowa H., Hinoi E. et al : Endocrine regulation of energy metabolism by the skeleton. Cell 2007 ; 130 ; 456-469.
16) Yoshida M., Booth S. L., Meigs J. B. et al : Phylloquinone intake, insulin sensitivity, and glycemic status in men and women. Am J Clin Nutr 2008 ; 88 ; 210-215.
17) Oury F., Sumara G., Sumara O. et al : Endocrine regulation of male fertility by the skeleton. Cell 2011 ; 144 ; 796-809.
18) Kudo Y., Siriwardena B. S., Hatano H. et al : Periostin : novel diagnostic and therapeutic target for cancer. Histol Histopathol 2007 ; 22 ; 1167-1174.
19) Rios H., Koushik S. V., Wang H. et al : Periostin null mice exhibit dwarfism, incisor enamel defects, and an early-onset periodontal disease-like phenotype. Mol Cell Biol 2005 ; 25 ; 11131-11144.
20) Kühn B., del Monte F., Hajjar R. J. et al : Periostin induces proliferation of differentiated cardiomyocytes and promotes cardiac repair. Nat Med 2007 ; 13 ; 962-969.
21) Kliewer S. A., Goodwin B., Willson T. M. : The nuclear pregnane X receptor : a key regulator of xenobiotic metabolism. Endocr Rev 2002 ; 23 ; 687-702.
22) Tabb M. M., Sun A., Zhou C. et al : Vitamin K_2 regulation of bone homeostasis is mediated by the steroid and xenobiotic receptor SXR. J Biol Chem 2003 ; 278 ; 43919-43927.
23) Ichikawa T., Horie-Inoue K., Ikeda K. et al : Steroid and xenobiotic receptor SXR mediates vitamin K_2-activated transcription of extracellular matrix-related genes and collagen accumulation in osteoblastic cells. J Biol Chem 2006 ; 281 ; 16927-16934.
24) Ohta K., Lupo G., Kuriyama S. et al : Tsukushi functions as an organizer inducer by inhibition of BMP activity in cooperation with chordin. Dev Cell 2004 ; 7 ; 347-358.
25) Xu T., Bianco P., Fisher L. W. et al : Targeted disruption of the biglycan gene leads to an osteoporosis-like phenotype in mice. Nat Genet 1998 ; 20 ; 78-82.
26) Corsi A., Xu T., Chen X. D. et al : Phenotypic effects of biglycan deficiency are linked to collagen fibril abnormalities, are synergized by decorin deficiency, and

mimic Ehlers-Danlos-like changes in bone and other connective tissues. J Bone Miner Res 2002 ; 17 ; 1180 – 1189.
27) Wiberg C., Klatt A. R., Wagener R. et al : Complexes of matrilin-1 and biglycan or decorin connect collagen VI microfibrils to both collagen II and aggrecan. J Biol Chem. 2003 ; 278 ; 37698 – 37704.
28) Azuma K., Casey S. C., Ito M. et al : Pregnane X receptor knockout mice display osteopenia with reduced bone formation and enhanced bone resorption. J Endocrinol 2010 ; 207 ; 257 – 263.
29) Igarashi M., Yogiashi Y., Mihara M. et al : Vitamin K induces osteoblast differentiation through pregnane X receptor-mediated transcriptional control of the Msx2 gene. Mol Cell Biol 2007 ; 27 ; 7947 – 7954.
30) Azuma K., Urano T., Watabe T. et al : PROX1 suppresses vitamin K-induced transcriptional activity of steroid and xenobiotic receptor. Genes Cells 2011 ; 16 ; 1063 – 1170.

第7章　水溶性ビタミンとロコモティブシンドローム

斎藤　充*

1. はじめに

　骨や関節といった運動器は加齢とともにその機能は衰えていき，転倒や寝たきりのリスクが高まるが，この状態をロコモティブシンドロームと呼んでいる。特に寝たきりの大きな要因となる疾患，骨粗鬆症は，単なる老化現象だからあきらめましょうといった間違った解釈がなされていた。しかし，脊椎圧迫骨折のある骨粗鬆症例では，骨折のない同年齢の人に比べて，たとえ寝たきりにならなくても死亡のリスクが著しく高まることが明らかにされている。なぜ，寝たきりにならなくても脊椎骨折の罹患例では死亡のリスクが高まるのか。最近の研究から，血管イベントの危険因子として知られるホモシステイン代謝の異常やその原因ともなるビタミンB群の不足が，骨基質の主要な構成成分であるコラーゲンの過剰老化を誘導し，血管のみならず骨の脆弱性を同時に高めることがわかってきた[1]。

　骨粗鬆症は，加齢や閉経に伴う女性ホルモンの減少による骨吸収優位の骨代謝回転の亢進により骨密度が減少し，骨折リスクが高まる疾患と考えられてきた。しかし，最近の研究から骨密度さえ高ければ骨は強いという概念は，必ずしも十分ではないことが明らかになってきた。例えば，骨粗鬆症の診断に至らないような高い骨密度の人でも，脊椎に骨折が生じていることはよく経験する。こうした事実は，「骨密度＝骨強度」という概念が必ずしもすべての症例に当てはまらないことを示している。そこで，最近，注目されるようになったのが，骨密度以外の骨強度因子としての骨質という概念である。興味深いこと

＊　東京慈恵会医科大学整形外科

に，骨粗鬆症における骨質の低下と動脈硬化，糖尿病，腎機能低下などの生活習慣病は，共通した病態の上に成り立っていることが最近の研究から明らかとなってきた。これらの両疾患をつなぐ悪影響因子として，①ビタミンB_6，B_{12}の不足，②メチレンテトラヒドロ葉酸還元酵素（MTHFR）の遺伝子多型（C677T：TT型），③①あるいは②に起因する血中ホモシステイン高値，が注目されている。そこで，ビタミンB群の不足が骨強度因子である骨密度と骨質に及ぼす影響を考察し，こうした病態に対するホモシステイン低下療法としてのビタミンB群・葉酸補充療法や，ビタミンB_6投与の可能性について述べる[1,2]。

2．骨質因子：骨コラーゲン

　骨質の概念は，骨を鉄筋コンクリートに置き換えて考えると理解がしやすくなる。骨は材質学的には，鉄筋コンクリートの建造物に類似している。鉄筋に相当するのが骨に含まれるコラーゲンである。これに対し，コンクリートに相当するのがカルシウムからなるヒドロキシアパタイトである。骨質とは骨を構成する成分（コラーゲンやアパタイト）の「素材の善し悪し」である。例えば，単価の高い鉄筋やコンクリートを使って作り上げられた壁は，粗悪な鉄筋やコンクリートからなる壁に比べて，耐震強度が強い。たとえ両者の壁の厚さが同じでも粗悪な素材からなる壁の強度は当然弱くなる。こうした建造物の概念は，骨に当てはめることできる（図7-1(a)）。骨の質を決めているのが，隣り合うコラーゲン（鉄筋）同士をつなぎ止める架橋構造（鉄筋同士をつなぎ止める梁やビスのような役割）である（図7-1(b)）[1]。ビタミンB不足やそれに伴う高ホモシステイン血症は，一般住民においても骨質の劣化を誘導し，骨密度非依存性に骨折リスクを高める[1]。

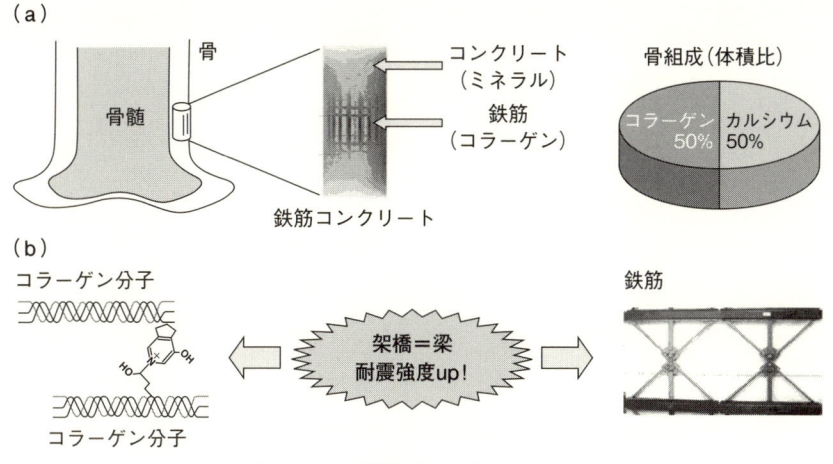

図7−1　骨質因子：骨コラーゲン
（a）骨の単位体積当たり50％を占めるコラーゲンは，骨強度の発現に大きく寄与する。
（b）骨コラーゲンの強度は，隣り合うコラーゲン分子同士をつなぎ止める「架橋（架け橋）」の形成に依存している。コラーゲン架橋は，鉄筋をつなぎ止める「梁，ビス」に相当する。

3．ビタミンB_6・B_{12}・葉酸不足と骨密度

　ビタミンB_6と骨粗鬆症との関連が明らかにされている。McLeanらは，フラミンガム研究に参加した男性385例（平均75歳），女性570例（平均76歳）を血中ビタミンB_6値の高低で3群に分け，Base line時と4年後の大腿骨近位部骨密度を調査した[3]。ビタミンB_6低値群値（全体の22−23％）はBase line時の骨密度が低値であり，骨密度の経年的な減少率も有意に大きかった。Yazdanpanahらは，ロッテルダム研究に参加した5,304名（55歳以上）を対象に新規骨折の発生と関連する因子を網羅的に検討したところ，ビタミンB_6接収量の多い集団ほど骨折リスクが低いことが明らかにした（ハザードリスク0.55）[4]。また，Reynoldsらは大腿骨近位部骨折患者21例（平均83歳）の血中ビタミンB_6値が健常対照群と比べて有意に低値であることを報告している[5]。筆者らも，骨石灰化度および骨密度の低下と，骨質の低下を示す大腿骨近位部

骨折例25例（平均78歳）の検討から，血中ビタミンB_6値が有意に低値を示すことを報告した[6]。

悪性貧血例では低骨密度となることや[7]，脊椎や大腿骨近位部の骨折リスクが高くなることから[8]，ビタミンB_{12}不足は骨折リスクを高める要因と考えられている。ビタミンB_{12}不足と低骨密度，骨折リスク増大の関連は，一般住民においても示されている。Tuckerらは，フラミンガム研究に参加した2,576例（平均59歳）の血中のビタミンB_{12}値と骨密度との関連を調査したところ，血中ビタミンB_{12}低値群（148 pM以下，全体の4.4−4.7％）では，骨密度が有意に低値であると報告した[9]。また，Stoneらは，平均70歳の高齢者119例を対象に血中ビタミンB_{12}値と骨密度の変化を経時的に調査したところ，血中ビタミンB_{12}低値群（201 pM以下）では，大腿骨近位部の骨密度減少率が他群と比べて有意に高値であると報告している[10]。これらの事実は，ビタミンB_{12}不足が，骨密度の低下を介して骨折リスクを高めていることを示している。

また，閉経後女性の経年的な骨密度の低下に葉酸不足が関連することが5年間の縦断研究から示されている。この研究ではビタミンB_{12}やホモシステインの影響は独立していなかった[11]。

4．ビタミンB群不足とホモシステイン代謝

古くからビタミンB群の不足は，高ホモシステイン血症をもたらし，心疾患や動脈硬化，脳梗塞，アルツハイマー型認知症の独立した危険因子となることが知られている[2]。興味深いことに，近年，血中のホモシステイン濃度の上昇が骨密度とは独立した骨折危険因子になるとしたコホート研究が相次いでなされている。これまでに長野コホート[12]，ロッテルダム研究[13]，アムステルダム加齢縦断研究[13]，フラミンガム研究[14]，などから，血中ホモシステイン高値の場合，骨密度が低下していなくても骨折リスクが約2〜4倍高くなることが報告され，ホモシステインが骨密度以外の骨強度因子である骨質の劣化をもたらす可能性が指摘されている[2]。

4．ビタミンB群不足とホモシステイン代謝　103

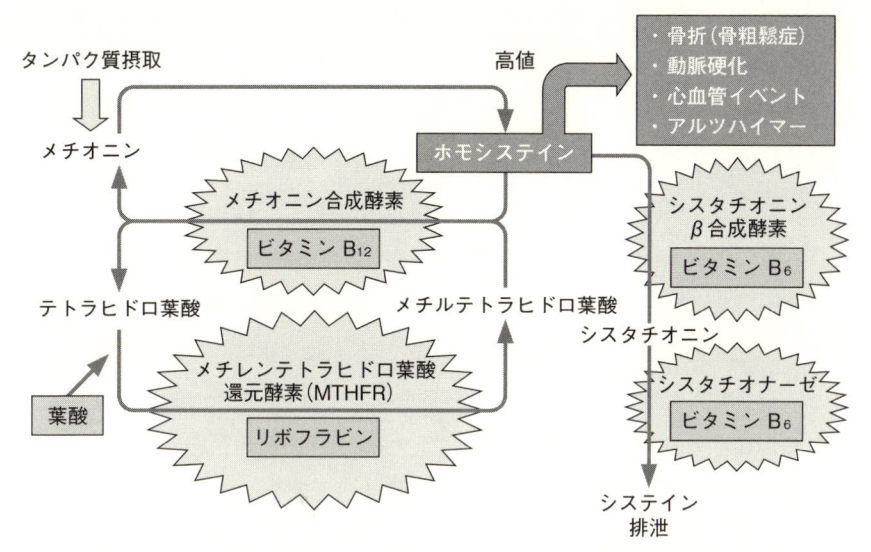

図7－2　ホモシステイン代謝におけるビタミンB群・葉酸の役割

ホモシステインは，食事から摂取されたメチオニンの中間代謝産物のアミノ酸である。ビタミンB6はシスタチオニンβ合成酵素の補酵素として，また，ビタミンB12はメチオニン合成酵素の補酵素としてホモシステイン代謝に関わっている。これらのビタミンBに加えて，葉酸やリボフラビンの不足，そしてMTHFRの遺伝子多型（TT型）は，血中のホモシステイン濃度を増加させ動脈硬化や骨脆弱化をもたらす。

　ホモシステインは，食事から摂取されたメチオニンの中間代謝産物のアミノ酸である（図7－2）。一般住民において，血中のホモシステインの増加と，動脈硬化や心血管イベントとの関連性が指摘されているが，その原因として，ホモシステイン代謝に関わるビタミンB6，ビタミンB12，葉酸の不足が明らかにされている[15, 16]。

　さらに，近年，ホモシステイン代謝に関わるMTHFR酵素の遺伝子多型と骨折との関連に注目が集まっている。MTHFR多型（C677T）のTT型は酵素の還元能力が劣っておりホモシステインが蓄積しやすい。Miyaoらは，MTHFRのTT型は日本人閉経後女性の低骨密度の危険因子であることを報告した[17]。また，筆者らは，閉経後女性502例を対象にして，MTHFR多型と血中ホモシステイン濃度と骨折リスクに関して縦断研究を行った[12]。その結果，TT型は

non-TT型に比べ、血中ホモシステイン値は有意に高値であり、骨折リスクも1.6倍と有意に高いことを見いだした。しかし、TT型では、必ずしも血中ビタミンB_{12}や葉酸値は低下していなかったことから、血中のホモシステイン濃度の規定因子として、栄養素の充足状態のみならず、遺伝子多型いわゆる体質にも依存するといえる。興味深いことに、両多型間の骨密度に差は認められなかった。すなわち、日本人においても血中のホモシステイン濃度の高値は、骨質を低下させ骨折リスクを高めている可能性がある。日本人のTT型の頻度は5人に1人であり、欧米人の約2倍であることから、日本人は高ホモシステイン血症にさらされやすい人種といえる。以上の事実から、高ホモシステイン血症に伴う骨密度非依存性の骨折リスクの上昇は、ビタミンB群の充足状態のみならず、本代謝経路に関わるMTHFRの遺伝子多型にも強い影響を受けると考えられる[18]。

5. ビタミンB群不足・高ホモシステインが骨質に及ぼす影響

ビタミンB群不足や高ホモシステインが骨質因子であるコラーゲンの分子間架橋形成に影響を及ぼすことが明らかになってきた（図7-3）。筆者らは、血中のホモシステイン濃度が高値を示した大腿骨近位部骨折例（閉経後骨粗鬆症）から海綿骨を採取しコラーゲン分析を行った。その結果、コラーゲンの架橋異常を初めて明らかにした[6,19]。さらに、これらの症例ではビタミンB_6の血中濃度も有意に低値であった[6]。そこで、ビタミンB群やホモシステインが骨質を決めるコラーゲンの架橋形成に及ぼす影響について概説したい。

コラーゲンの分子間をつなぎ止める共有結合である架橋は機能の差により大きく2つに分類される。すなわち、骨芽細胞が分泌する酵素リジルオキシダーゼの作用により遺伝的に決められた部位のみに形成される「酵素依存性架橋」と[1]、酸化ストレス・カルボニルストレスの増大や糖化反応の亢進（高血糖）により誘導される「終末糖化産物（advanced glycation end products：AGEs架橋）」である[1]。酵素依存性架橋は骨強度を高める「善玉架橋」であるのに対し、AGEs架橋は骨を脆弱にする「悪玉架橋」である[1,20]。

5. ビタミンB群不足・高ホモシステインが骨質に及ぼす影響

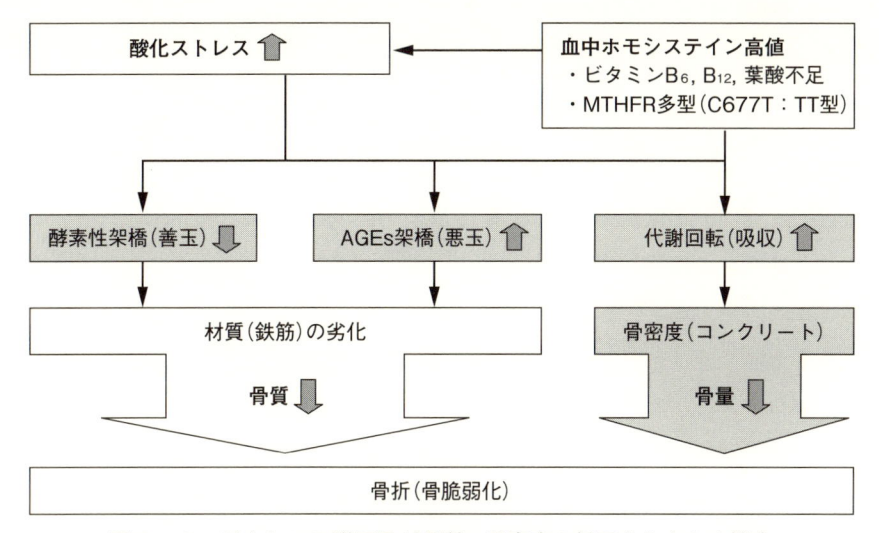

図7-3 ビタミンB群不足が骨質・骨密度の低下をもたらす機序

ビタミンB₆, B₁₂や葉酸の不足やMTHFR多型(C677T：TT型)に起因する血中のホモシステイン濃度の増加と，それに伴う酸化ストレスの増大は，骨質因子であるコラーゲンの架橋異常をもたらすのと同時に，破骨細胞活性を高め，骨吸収を亢進させて骨密度低下を招く。

　ホモシステインは，善玉架橋の形成に関わる酵素リジルオキシダーゼの作用を遺伝子およびタンパクレベルで多段階に阻害することが知られている[21]。さらに，ホモシステインは酸化ストレスの増大をもたらしAGEs架橋の増加をもたらすことも明らかにされている[22]。一方，ビタミンB₆はリジルオキダーゼの必須の補酵素である[23]。すなわち，ビタミンB₆不足が存在すると，リジルオキシダーゼは十分な酵素活性を獲得できずに善玉架橋が低形成になる。筆者らは，ビタミンB₆不足になると，骨コラーゲン中の善玉架橋が低形成となり骨密度の低下を伴わずに骨質の低下によって骨強度が低下することを，健常ラットおよび糖尿病ラットを用いて証明している[20, 24]。さらに，ビタミンB₆は，抗AGEs作用があることから，その不足によりAGEs架橋の形成を促進する可能性がある。すなわち，ホモシステイン高値とビタミンB₆不足は，コラーゲンの善玉・悪玉AGEs架橋の異常を同時にもたらす要因と考えられる（図7-3）。

6. 骨質改善薬としてのビタミンB群補充療法

　高ホモシステイン血症に対するビタミンB群の補充療法は，ホモシステイン代謝の改善による骨質改善効果に期待がもてる。Satoらは，高ホモシステイン血症と骨折との関連が指摘されている脳梗塞患者628例（血中ホモシステイン値：平均19.9 μM）を実薬投与群（ビタミンB_{12} 1,500 μg/日，葉酸5 mg/日）とプラセボ群に分け2年間の新規骨折の発生を調査した[25]。この間，ビタミンDやカルシウムなどは併用していない。その結果，実薬投与群，プラセボ群ともに骨密度は同程度に低下したのにもかかわらず，大腿骨近位部骨折の発生率は実薬投与群で著しく減少した。実薬投与群の新規骨折発生に関する相対リスク値は，0.20（95%CI 0.08−0.50）と驚くべき結果であった。最終観察時の血中のホモシステイン値は，プラセボ群では18%増加していたが，実薬投与群では36%の減少を認めた。このことから骨質劣化要因であるホモシステイン高値を示す集団に対しては，ビタミンB群補充療法によりホモシステイン代謝を改善することにより骨折リスク軽減効果があると考えられる。また，筆者らは，新たな試みとしてビタミンB_6投与による骨質改善について検討を行っている。ビタミンB_6は，善玉の酵素依存性架橋の形成を促進するのに対し，抗AGEs・抗酸化作用を有することから，骨における善玉・悪玉架橋の異常を同時に改善できる可能性がある。実際に，架橋異常を持つ骨質低下モデルの糖尿病ラットにビタミンB_6投与を行ったところ，架橋形成の正常化とともに骨強度も増加することを見いだした[26]。これらの事実から，ホモシステイン高値やその代謝に関わるビタミンB群の不足，さらにはそれに伴う酸化ストレスの増大をターゲットにした治療法の確立は骨質の低下を伴う症例に対して有効な治療法となる可能性があるといえる。

7. おわりに

　水溶性ビタミンであるB群の不足は，ホモシステイン濃度の増加や，それに伴い高まる酸化ストレスの影響により骨密度と骨質の低下を同時にもたらす。こうした変化は高齢者でより強く現れることから，骨や血管は，ビタミンB群不足や高ホモシステイン状態に長期間曝露されることにより材質の劣化が進行し，骨折や動脈硬化を併発すると考えられる。また，近年，胃切除やアルコール多飲，喫煙が，ビタミンB群不足の原因となりホモシステイン増加をもたらすことにより，骨折リスクを高める可能性も指摘されていることから，2次的なビタミンB群不足の病態に関しても検討を行う必要がある。こうした病態に対するビタミンB群・葉酸投与は，主に骨質を改善し骨折リスクを低下させる可能性があるといえる。

文　献

1) Saito M., Marumo K. : Collagen cross-links as a determinant of bone quality : a possible explanation for bone fragility in aging, osteoporosis, and diabetes mellitus. Osteoporos Int 2010 ; 21 ; 195-214. Review.
2) McLean R. R., Hannan M. T. : B vitamins, homocysteine, and bone disease : epidemiology and pathophysiology. Curr Osteoporos Rep 2007 ; 5 ; 112-119.
3) McLean R. R., Jacques P. F., Selhub J. et al : Plasma B vitamins, homocysteine, and their relation with bone loss and hip fracture in elderly men and women. J Clin Endocrinol Metab 2008 ; 93 ; 2206-2212.
4) Yazdanpanah N., Zillikens M. C., Rivadeneira F. et al : Effect of dietary B vitamins on BMD and risk of fracture in elderly men and women : The Rotterdam Study. Bone 2007 ; 41 ; 987-994.
5) Reynolds T. M., Marshall P. D., Brain A. M. : Hip fracture patients may be vitamin B_6 deficient. Controlled study of serum pyridoxal-5'-phosphate. Acta Orthop Scand 1992 ; 63 ; 635-638.
6) Saito M., Fujii K., Marumo K. : Degree of mineralization-related collagen crosslinking in the femoral neck cancellous bone in cases of hip fracture and

controls. Calcif Tissue Int 2006 ; 79 ; 160-168.
7) Espallargues M., Sampietro-Colom L., Estrada M. D. et al : Identifying bone-mass-related risk factors for fracture to guide bone densitometry measurements ; a systematic review of the literature. Osteoporos Int 2001 ; 12 ; 811-822.
8) Goerss J. B., Kim C. H., Atkinson E. J. et al : Risk of fractures in patients with pernicious anemia. J Bone Miner Res 1992 ; 7 ; 573-579.
9) Tucker K. L., Hannan M. T., Qiao N. et al : Low plasma vitamin B_{12} is associated with lower BMD : the Framingham Osteoporosis Study. J Bonc Miner Res 2005 ; 20 ; 152-158.
10) Stone K. L., Bauer D. C., Sellmeyer D. et al : Low serum vitamin B_{12} levels are associated with increased hip bone loss in older women : A Prospective Study. J Clin Endocrinol Metab 2004 ; 89 ; 1217-1221.
11) Cagnacci A., Bagni B., Zini A. et al : Relation of folates, vitamin B_{12} and homocysteine to vertebral bone mineral density change in postmenopausal women. A five-year longitudinal evaluation. Bone 2008 ; 42 ; 314-320.
12) Shiraki M., Urano T., Kuroda T. et al : The synergistic effect of bone mineral density and methylenetetrahydrofolate reductase (MTHFR) polynorphism (C677T) on fracture. J Bone Miner Metab 2008 ; 26 ; 595-602.
13) McLean R. R., Jacques P. F., Selhub J. et al : Homocysteine as a predictive factor for hip fracture in older persons. N Engl J Med 2004 ; 350 ; 2042-2049.
14) van Meurs J. B., Dhonukshe-Rutten R. A., Pluijm S. M. et al : Homocysteine levels and the risk of osteoporotic fracture. N Engl J Med 2004 ; 35 ; 2033-2041.
15) Cattaneo M., Lombardi R., Lecchi A. et al : Low plasma levels of vitamin $B_{(6)}$ are independently associated with a heightened risk of deep-vein thrombosis. Circulation 2001 ; 13 ; 104 ; 2442-2446.
16) Folsom A. R., Nieto F. J., McGovern P. G. et al : Prospective study of coronary heart disease incidence in relation to fasting total homocysteine, related genetic polymorphisms, and B vitamins ; the Atherosclerosis Risk in Communities (ARIC) study. Circulation 1998 ; 21 ; 204-210.
17) Miyao M., Morita H., Hosoi T. et al : Association of methylenetetrahydrofolate reductase (MTHFR) polymorphism with bone mineral density in postmenopausal Japanese women. Calcif Tissue Int 2000 ; 66 ; 190-194.
18) Riancho J. A., Valero C., Zerrabeitia M. T. : MTHFR polymorphism and bone

mineral density : meta-analysis of published studies. Calcif Tissue Int 2006 ; 79 ; 289-293.
19) Saito M., Fujii K., Soshi S. et al : Reductions in degree of mineralization and enzymatic collagen cross-links and increases in glycation induced pentosidine in the femoral neck cortex in cases of femoral neck fracture. Osteoporos Int 2006 ; 17 ; 986-995.
20) Saito M., Fujii K., Mori Y. et al : Role of collagen enzymatic and glycation induced cross-links as a determinant of bone quality in the spontaneously diabetic WBN/Kob rats. Osteoporos Int 2006 ; 17 ; 1514-1523.
21) Raposo B., Rodriguez C., Martinez-Gonzalez J. et al : High levels of homocysteine inhibit lysyl oxidase (LOX) and downregulate LOX expression in vascular endothelial cells. Atherosclerosis 2004 ; 177 ; 1 - 8.
22) Saito M., Marumo K., Soshi S. et al : Raloxifene ameliorates enzymatic and nonenzymatic collagen cross-links and bonestrength in rabbits with hyperhomocysteinemia. Osteoporos Int 2010 ; 21 ; 655-666.
23) Bird T. A., Levene C. I. : Lysyl oxidase : evidence that pyridoxal phosphate is a co-factor. Biochem Biophys Res Commun 1982 ; 108 ; 1172-1180.
24) Fujii K., Kajiwara T., Kurosu H. : Effect of vitamin B_6 deficiency on the crosslink formation of collagen. FEBS Lett 1979 ; 97 ; 193-195.
25) Sato Y., Honda Y., Iwamoto J. et al : Effect of folate and mecobalamin on hip fractures in patients with stroke : a randomized controlled trial. JAMA 2005 ; 293 ; 1082-1088.
26) 斎藤充：ビタミンK_2製剤の今日的意義と役割－骨質（コラーゲン代謝から）. Pharma Medica 2007 ; 25 supple ; 39-46.

第8章 ロコモティブシンドローム予防のための栄養・食生活

五関　正江[*]，田辺　里枝子[*]，
祓川　摩有[*]

1. はじめに

　日本では人口の高齢化が進展し，要介護（要支援）認定者数が急増している。「国民生活基礎調査」（平成22年）によると，要介護者（要支援者）で介護が必要になった主な原因として，「脳血管疾患（脳卒中）」が21.5％と最も多く，次いで「認知症」が15.3％，「高齢による衰弱」が13.7％，「関節疾患」が10.9％，「骨折・転倒」が10.2％となっている[1]。これらの原因のうち「関節疾患」と「骨折・転倒」を合わせると21.1％となり，5人に1人の原因が運動器の障害であり，寝たきりにならないためには，運動器の障害を予防することが大切である。

　そこで，本章ではロコモティブシンドローム予防のための栄養・食生活について概説する。

2. エネルギー，タンパク質

　ロコモティブシンドローム予防のためには，まず食事からの「エネルギー摂取量」と身体活動による「エネルギー消費量」のバランスを考えて，適正なエネルギー摂取により体重管理を行うことが重要である。身体活動（運動と生活活動）によるエネルギー消費量を把握して，各個人に対応した適正なエネルギー摂取量を調整する。

---

[*] 日本女子大学家政学部食物学科

骨粗鬆症による骨折の危険因子として,「女性」「高齢」「低骨密度」「既存骨折」が主に挙げられるが,低体重や低BMI〔body mass index:体格指数:体重(kg)/{身長(m)}^{2}〕は骨密度を低下させ骨折リスクを高める因子である[2]。

また,変形性膝関節症ではメタボリックシンドローム(metabolic syndrome)のリスク因子である,「肥満」,「耐糖能異常」,「脂質異常」,「高血圧」などの発症と深く関連していることが報告されており[3],メタボリックシンドローム予防のための適正な体重管理は,ロコモティブシンドローム予防にもつながることが示唆されている。

高齢者において個人差があるが,食欲不振,咀嚼・嚥下障害などにより,食事の摂取量が少なくなり食事内容に偏りが生じて低栄養状態になりやすい。「タンパク質」は,生命活動にとって不可欠の栄養素である。特に,タンパク質に含まれる「不可欠(必須)アミノ酸」は,体内で必要な量を生合成できないアミノ酸であり,食事から摂取する必要がある。エネルギー摂取量が不足すると,タンパク質がエネルギー源として利用されてしまい,タンパク質の利用効率が低下し,他の栄養素の摂取不足とも関連して骨密度や筋肉量の低下を招く。適切な栄養管理を行って,タンパク質・エネルギー栄養障害(protein energy malnutrition:PEM)を予防し,筋肉量や骨密度の低下をできるだけ抑えることが極めて重要である。また,平成21年国民健康・栄養調査結果によると,20歳代の若年女性では,5人に1人(22.3%)が低体重であり[4],過度のダイエット(減量),欠食や偏食などにより,将来のロコモティブシンドロームのリスクを高めていることが危惧される。

3. カルシウム

「カルシウム」は体重の1~2%を占め,その99%が骨や歯の硬組織の構成成分である。硬組織中のカルシウムは,主としてヒドロキシアパタイト〔hydroxyapatite;$Ca_{10}(PO_4)_6(OH)_2$〕のようなリン酸カルシウムの形で存在している。残りの1%は血液や軟組織などに存在し,骨・筋肉・神経などが正常

に機能するように調節している。血液中のカルシウム濃度は厳密に一定の範囲に保たれており，血中のカルシウム濃度が低下すると，副甲状腺ホルモン（parathyroid hormone：PTH）の分泌が増加して，主に骨からのカルシウムが溶出し，血中カルシウム濃度を上昇させる。食事中のカルシウムの摂取不足が続くと，このPTHの分泌が増加した状態が続き，骨密度が減少してしまい骨折リスクを増加させる[5]。

厚生労働省による日本人の食事摂取基準（2010年版）[5]において，カルシウムの食事摂取基準が策定されている（表8-1）。カルシウムの推奨量は，性別・年齢によって異なり，特に，成長期では他の年齢に比べ，より多くのカルシウム摂取が必要である。成人・小児におけるカルシウムの推奨量は，「体内カルシウム蓄積量」，「尿中排泄量」，「経皮的損失量」と「見かけのカルシウム吸収率（図8-1）」を基に，要因加算法により算定された[5]。

平成21年度国民健康・栄養調査によると，20歳以上で，カルシウム摂取量の平均値は，503 mg/日と少なく[4]，成人になってからもカルシウムの摂取不足にならないようにすることが肝要である。カルシウムを豊富に含む食品については，表8-2に示した通りである。牛乳・乳製品はカルシウムを多く含み，吸収率も高いので，毎日習慣的に，積極的に摂取し，さらに豆類や緑黄色野菜などからも，工夫してカルシウムを摂ることが望まれる。なお，骨粗鬆症や骨折予防のためには，1日に食品から700-800 mgのカルシウム摂取が推奨されている[2]。

骨粗鬆症は，年齢とともに有病者が増加し，特に男性よりも女性において，発症頻度が高くなっている[2]。女性のライフステージの中で，妊娠・出産は心身ともに大きな影響や変化を与える時期である。骨代謝にとっても例外ではなく，妊娠・出産およびその後の授乳によって，一時的に骨密度が減少する。筆者らは，東京都T区I保健所において，3，4か月児健康診査および3歳児健康診査において超音波法による踵骨の骨密度測定を行った母親331名を対象とし，身体状況，生活習慣，食習慣等についての縦断研究を行った[6]。その結果，3，4か月児健康診査の母親の骨密度を中央値で2群に分けて解析したと

第8章 ロコモティブシンドローム予防のための栄養・食生活

表8-1 カルシウム, ビタミンD, ビタミンKの食事摂取基準

年齢	カルシウム (mg/日) 男性				カルシウム (mg/日) 女性				ビタミンD (μg/日) 男性		ビタミンD (μg/日) 女性		ビタミンK (μg/日) 男性	ビタミンK (μg/日) 女性
	推定平均必要量	推奨量	目安量	耐容上限量	推定平均必要量	推奨量	目安量	耐容上限量	目安量	耐容上限量	目安量	耐容上限量	目安量	目安量
0～5 (月)	－	－	200	－	－	－	200	－	2.5(5.0)*	25	2.5(5.0)*	25	4	4
6～11 (月)	－	－	250	－	－	－	250	－	5.0(5.0)*	25	5.0(5.0)*	25	7	7
1～2 (歳)	350	400	－	－	350	400	－	－	2.5	25	2.5	25	25	25
3～5 (歳)	500	600	－	－	450	550	－	－	2.5	30	2.5	30	30	30
6～7 (歳)	500	600	－	－	450	550	－	－	2.5	30	2.5	30	40	40
8～9 (歳)	550	650	－	－	600	750	－	－	3.0	35	3.0	35	45	45
10～11 (歳)	600	700	－	－	600	700	－	－	3.5	35	3.5	35	55	55
12～14 (歳)	800	1,000	－	－	650	800	－	－	3.5	45	3.5	45	70	65
15～17 (歳)	650	800	－	－	550	650	－	－	4.5	50	4.5	50	80	60
18～29 (歳)	650	800	－	2,300	550	650	－	2,300	5.5	50	5.5	50	75	60
30～49 (歳)	550	650	－	2,300	550	650	－	2,300	5.5	50	5.5	50	75	65
50～69 (歳)	600	700	－	2,300	550	650	－	2,300	5.5	50	5.5	50	75	65
70以上 (歳)	600	700	－	2,300	500	600	－	2,300	5.5	50	5.5	50	75	65
妊 婦 (付加量)					+0	+0	－	－			+1.5	－		+0
授乳婦 (付加量)					+0	+0	－	－			+2.5	－		+0

＊ 適度な日照を受ける環境にある乳児の目安量。（ ）内は、日照を受ける機会が少ない乳児の目安量。

注）「推定平均必要量」とは、ある母集団に属する50%の人が必要量を満たすと推定される1日の摂取量である。「推奨量」とは、ある母集団のほとんど（97～98%）の人において1日の必要量を満たすと推定される1日の摂取量である。「目安量」とは、推奨量を算定するのに十分な科学的根拠が得られない場合に、特定の集団の人々がある一定の栄養状態を維持するのに十分な量である。「耐容上限量」とは、ある母集団に属するほとんどすべての人々が、健康障害をもたらす危険がないとみなされる習慣的な摂取量の上限を与える量である。

3. カルシウム

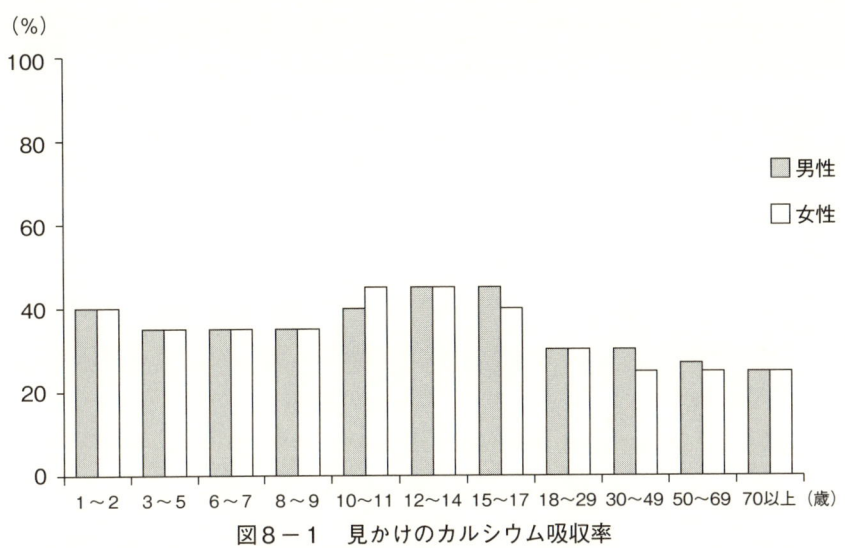

図8-1 見かけのカルシウム吸収率

出納試験あるいはアイソトープを用いた試験の報告をもとに，日本人のカルシウム摂取量の現状を踏まえて，性および年齢階級別の見かけの吸収率が推定された[5]。

表8-2 カルシウムを豊富に含む食品

食品群	食品名	可食部100g中のカルシウム量(mg)	1回の使用量(g)とそのカルシウム量(mg)	
乳類	普通牛乳	110	コップ1杯 180	198
	低脂肪牛乳	130	コップ1杯 180	234
	スキムミルク（脱脂粉乳）	1,100	大さじ2杯 16	176
	プロセスチーズ	630	1切れ 25	158
	ヨーグルト（全脂無糖）	120	1個 100	120
豆類	木綿豆腐	120	1/2丁 150	180
	絹ごし豆腐	43	1/2丁 150	65
	がんもどき	270	中1個 80	216
	凍り豆腐	660	1個 20	132
	おから	81	1鉢 60	49
	大豆（乾燥）	240	1鉢 20	48
	糸引き納豆	90	1パック 50	45
魚介類・藻類	まいわし（丸干し）	440	1尾 15	66
	かたくちいわし（煮干し）	2,200	5尾 10	220
	しらす干し（半乾燥品）	520	大さじ1杯 5	26
	さくらえび（素干し）	2,000	大さじ1杯 5	100
	ひじき（乾燥）	1,400	1鉢 6	84
野菜類	こまつな（ゆで）	150	1鉢 60	90
	チンゲンサイ（ゆで）	120	1鉢 60	72
	ほうれんそう（ゆで）	69	1鉢 60	41

資料）文部科学省科学技術・学術審議会資源調査分科会：日本食品標準成分表2010より

ころ,「牛乳・乳製品は毎日摂っていますか」の質問に,「はい」と答えた者が骨密度高値群で76.2％,骨密度低値群で65.6％であり,群間に有意な差が認められた（$p=0.035$）(図8－2A)。さらに,骨密度の変化率で検討したところ,「牛乳・乳製品は毎日摂っていますか」の質問について,骨密度高値群では群間に有意な差はみられなかったが,骨密度低値群では増加群で62.0％,無変化群で48.0％,減少群で39.1％が「はい」と回答し,3群間に有意な差が認められた（$p=0.036$）(図8－2B)。すなわち,産後3,4か月に骨密度が低かった者で,産後3年後に骨密度が増加した者は,牛乳・乳製品を毎日摂取していた者が多かったことが示唆され,骨密度の増加には,牛乳・乳製品の積極的な摂取がより効果的であることが明らかになった[6]。日本人の食事摂取基準（2010年版）においては,妊婦・授乳婦では腸管でのカルシウム吸収率が増加することから,カルシウムの付加量は必要ないとされているが[5],女性の骨の健康にとって出産から出産後の数年は重要な時期であり,骨密度の回復のために積極的なカルシウムの摂取を心がけることが望まれる。

　カルシウムの摂取においては,摂取量や吸収率だけでなく,他のミネラルの摂取量も考慮する必要がある。「リン」の過剰摂取は腸管でのカルシウムの吸収を抑制し,「マグネシウム」が欠乏すると低カルシウム血症や筋肉の痙攣などを引き起こす。また,「ナトリウム」の過剰摂取は,カルシウムの尿中排泄量を増加させてしまう。

　サプリメントなどでカルシウムを過剰摂取すると,泌尿器系結石,他のミネラル吸収抑制などを引き起こしてしまうことがあるので注意する[5]。

　骨粗鬆症予防のためには,できるだけ食事からカルシウムを積極的に工夫して摂取し,エネルギーや他の栄養素についてもバランスよく適正量を摂取することが重要である。

4．ビタミンD

　「ビタミンD」の欠乏により,小児ではくる病,成人では骨軟化症を引き起

4．ビタミンD

A

牛乳・乳製品は毎日摂っていますか？

骨密度高値群　76.2%　23.8%
骨密度低値群　65.6%　34.4%

$p=0.035$

B

牛乳・乳製品は毎日摂っていますか？

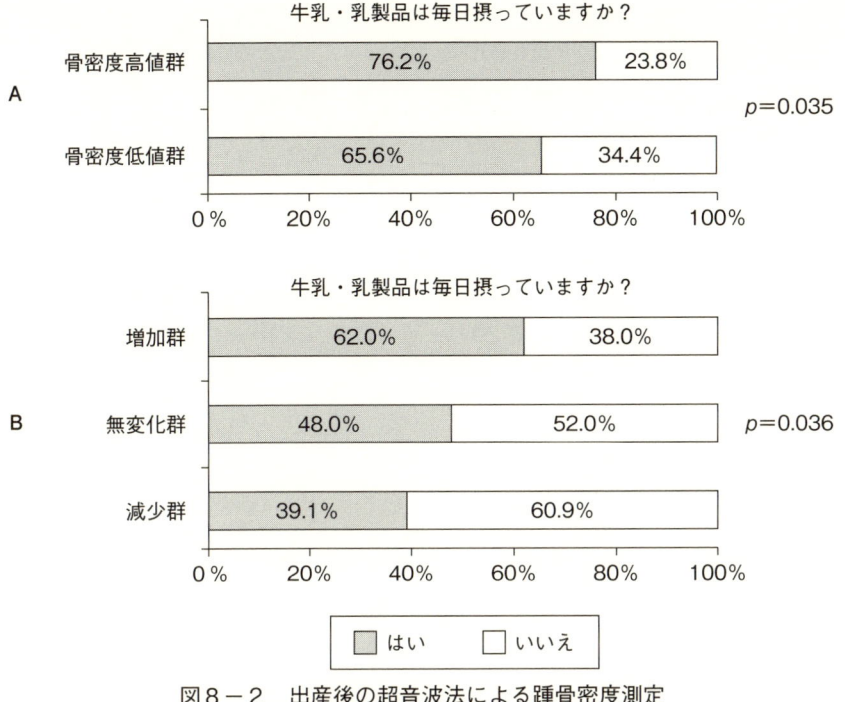

増加群　62.0%　38.0%
無変化群　48.0%　52.0%
減少群　39.1%　60.9%

$p=0.036$

☐ はい　☐ いいえ

図8－2　出産後の超音波法による踵骨密度測定
A：3, 4か月児健康診査時の骨密度の比較,
B：3歳児健康診査時の骨密度低下群における骨密度変化の比較[6]

こす。また，ビタミンDの不足状態が続くと，血中のカルシウム濃度が低下するためにPTH濃度が上昇し，骨中のカルシウムの遊離が促進され，骨密度の減少を招く。ビタミンDが欠乏すると，腸管でのカルシウムの吸収を低下させるほかに，骨格筋の萎縮や筋力の低下にも関わり，転倒のリスクを高めることなどが報告されている[2]。ビタミンDは食品から摂取するだけでなく，皮膚に存在するプロビタミンD_3（7-デヒドロコレステロール）から日光の紫外線により合成されて，肝臓で25-ヒドロキシビタミンDに，さらに腎臓で活性型である$1\alpha,25$-ジヒドロキシビタミンDに代謝される。ビタミンDを豊富に含む食品には，魚類やきのこ類がある（表8－3）。日本人の食事摂取基準（2010年版）では，ビタミンDの目安量と耐容上限量を示しており（表8－1），サ

表8－3　ビタミンDを豊富に含む食品

食品名	可食部100g中の ビタミンD量(μg)	1回の使用量(g)と そのビタミンD量(μg)	
さけ（焼き）	39.4	1切れ	70	27.6
さば（焼き）	11.3	1切れ	80	9.0
まいわし（焼き）	10.2	1尾	70	7.1
うなぎかば焼き	19.0	1串	100	19.0
まぐろ（赤身）	5.0	5切れ	75	3.8
干ししいたけ	16.8	2個	4	0.7
さんま（焼き）	15.9	1尾	150	23.9
きくらげ（乾燥）	435.0	1個	1	4.4
卵黄	5.9	1個	20	1.2

資料）文部科学省科学技術・学術審議会資源調査分科会：日本食品標準成分表2010より

表8－4　ビタミンKを豊富に含む食品

食品名	可食部100g中の ビタミンK量(μg)	1回の使用量(g)と そのビタミンK量(μg)	
糸引き納豆	600	1パック	50	300
挽きわり納豆	930	1パック	50	465
こまつな（ゆで）	320	1鉢	60	192
ほうれんそう（ゆで）	320	1鉢	60	192
ブロッコリー（ゆで）	150	1鉢	60	90
抹茶	2,900	小さじ1杯	2	58

資料）文部科学省科学技術・学術審議会資源調査分科会：日本食品標準成分表2010より

プリメントなどによるビタミンDの過剰摂取は高カルシウム血症，腎障害，軟組織の石灰化などを引き起こすので注意が必要である[5]。なお，「骨粗鬆症の予防と治療ガイドライ2011年版」では，骨粗鬆症の治療のために10－20 μg/日のビタミンD摂取量が推奨されている[2]。

5．ビタミンK

「ビタミンK」は，欠乏すると血液凝固の遅延を引き起こし，血液凝固因子の活性化に必要である。また，骨基質タンパク質であるオステオカルシンの活性化にも関与し，骨折のリスクを低下させることが数多く報告されている[2]。

自然界に存在するビタミンKには，主に植物の葉緑体で産生されるビタミンK_1（PK：phylloquinone）と，細菌によって産生されるビタミンK_2（MK：menaquinone）の2種類が存在する。筆者らは，PKまたはMK-4（menaquinone-4）投与による骨代謝へ及ぼす影響について，ラットを用いた in vivo 系にて検討を行った。その結果，コントロール食にPKを添加して約3ヶ月間飼育したPK群において，大腿骨の骨密度がコントロール食群に比べ，有意に高値を示した（$p<0.05$）（図8-3A）[7]。また，コントロール食にMK-4を添加したMK群においては，コントロール食群に比べ，骨強度を表す「最小断面2次モーメント（曲げに対する強さ）」と「断面2次極モーメント（ねじれに対する強さ）」のいずれにおいても，有意に高値を示した（それぞれ$p<0.05$）（図8-3B，C）[7]。さらに興味深いことに，PK群，MK群ともにコントロール群に比べ，血中トリグリセリド値や腹部脂肪量が有意に低下しており（図8-4），骨折予防効果だけでなく脂質代謝の改善にも深く関連している可能性が示された[7]。

骨粗鬆症の発症には複数の遺伝要因と生活習慣が関わっており，生活習慣の中でも特に栄養摂取状況は重要な位置を占める。筆者らは，骨密度と関連のあるγ-グルタミルカルボキシラーゼ（GGCX：オステオカルシンをビタミンK依存的にカルボキシル化する酵素）遺伝子多型[8]とビタミンK摂取量との関連について検討を行った[9]。若年男性におけるビタミンK摂取量と血清ビタミンK濃度，オステオカルシン（OC），低Gla化オステオカルシン（ucOC）との関連に及ぼすこの遺伝子多型の影響について解析し，骨粗鬆症発症リスクの高いGGCX遺伝子多型（GGタイプ）でも，適正なビタミンK摂取により血中ucOC/OC比を低下させて，骨折発症リスクを軽減できる可能性を示すことができた（図8-5）[9,10]。日本人の食事摂取基準（2010年版）では，正常な血液凝固能を維持するのに必要なビタミンKの摂取量を基準に目安量が設定されており（表8-1）[5]，骨折予防に必要なビタミンK摂取量は，もっと多く必要であることが示唆されている。「骨粗鬆症の予防と治療ガイドライン2011年版」では，骨粗鬆症治療のために250-300 μg/日のビタミンK摂取量が推奨されている[2]。ビタミンKを豊富に含む食品として，納豆や緑色野菜などがある（表

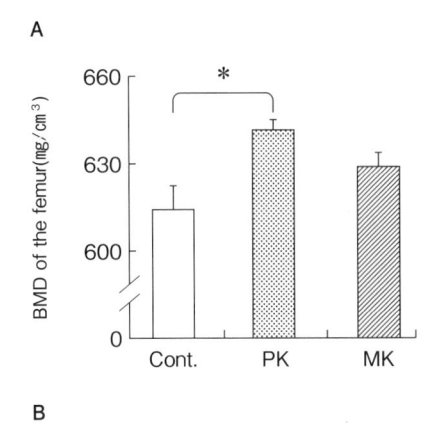

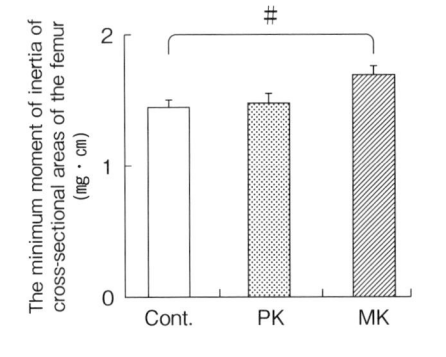

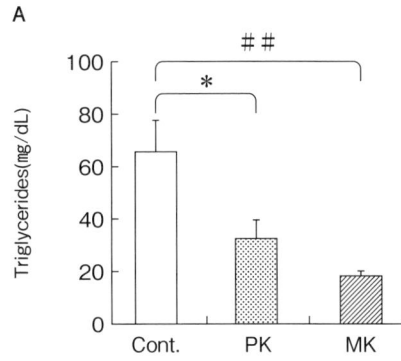

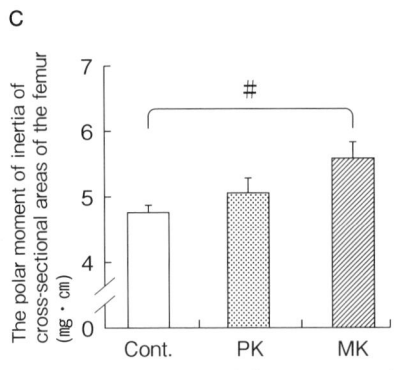

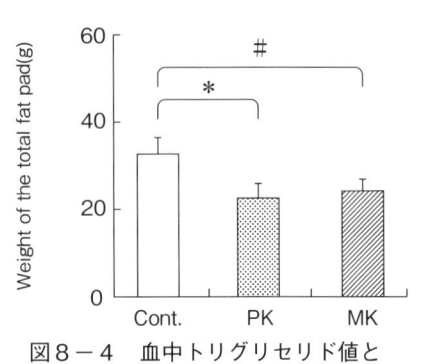

図8－3　大腿骨の骨強度パラメータ[7]
A：骨密度，B：最小断面2次モーメント，
C：断面2次極モーメント
Cont.：コントロール食群，PK：PK添加食群，
MK：MK-4添加食群

図8－4　血中トリグリセリド値と
　　　　腹部脂肪量[7]
A：血中トリグリセリド値，
B：腹部脂肪量
Cont.：コントロール食群，PK：PK添加食群，
MK：MK-4添加食群

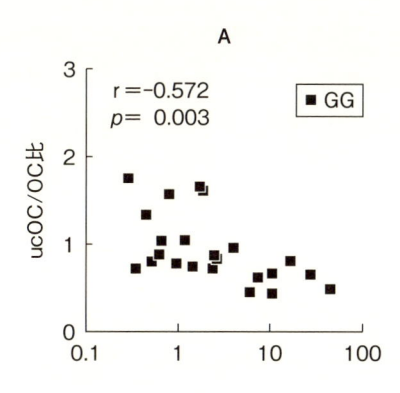

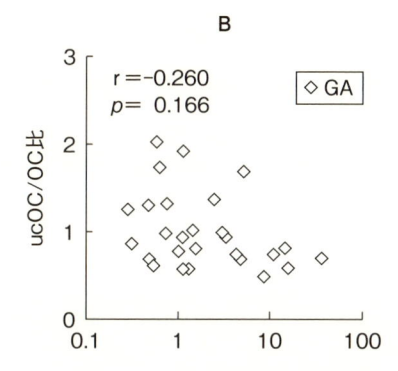

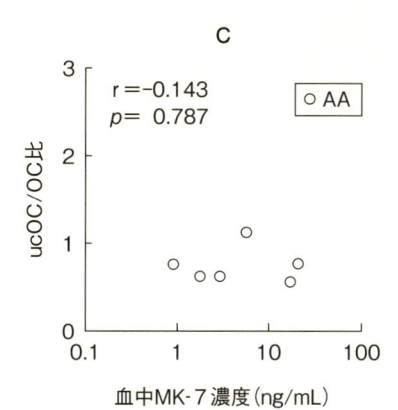

図8−5 γ-グルタミルカルボキシラーゼ（GGCX）遺伝子多型別の血中MK-7濃度とucOC/OC比との関連について[9]
A：GGタイプ，B：GAタイプ，C：AAタイプ

8-4）。ロコモティブシンドローム予防のためには積極的なビタミンKの摂取が望まれるが，血液凝固阻止薬の投与を受けている場合は，ビタミンKを多く含む納豆などの食品の摂取は禁忌となっているので注意する。

6．ビタミンC

「ビタミンC」はコラーゲンの合成に必須である。ビタミンCが欠乏すると正常なコラーゲンが合成できず，壊血病を引き起こすことが知られている。コラーゲンは，皮膚，骨や軟骨などに含まれるタンパク質であり，3本のポリペプチドの三重らせん構造を示す。ビタミンCには心臓血管疾病予防効果や抗酸化作用などもあり[5]，生活習慣病予防の観点から重要なビタミンの一つであり，緑黄色野菜や果物に多く含まれている。

7．ビタミンB_6，ビタミンB_{12}，葉酸

水溶性ビタミンB群である，「ビタミンB_6」，「ビタミンB_{12}」，「葉酸」は，いずれが不足しても，血中のアミノ酸であるホモシステイン濃度を上昇させて，血管や骨組織のコラーゲンの分子間架橋構造に異常を起こし，循環器系疾患のリスクを高めるだけでなく，骨質を低下させて骨折のリスクを高めることが示唆されている。

近年，血中ホモシステイン濃度の調節に関わる因子として，メチレンテトラヒドロ葉酸還元酵素（methylenetetrahydrofolate reductase：MTHFR）遺伝子の一塩基多型（C677T：TT型は酵素の還元能が低い）が発見されたが，たとえリスクの高いTT型であっても，葉酸の適切な摂取により，循環器系疾患，骨質低下[11,12]などのリスクを低減できることが期待されている。

8. おわりに

　ロコモティブシンドロームの予防のためには，運動だけでなく適正な栄養管理が重要であり，若年期からのライフステージに応じた適正なエネルギー・栄養素等の摂取，食生活の改善により，介護予防へつながることが期待される。寝たきりを予防するためには，他の要介護の原因となる疾患，メタボリックシンドロームや認知障害との関連も含めた総合的な予防の対策が必要であろう。

文　献

1) 厚生労働省：平成22年国民生活基礎調査の概況
  http://www.mhlw.go.jp/toukei/saikin/hw/k-tyosa/k-tyosa10/
  （2012年2月20日現在）
2) 骨粗鬆症の予防と治療ガイドライン作成委員会編：骨粗鬆症の予防と治療ガイドライン2011年版，ライフサイエンス出版，2011.
3) Yoshimura N., Muraki S., Akune T. et al：Association of knee osteoarthritis with the accumulation of metabolic risk factors such as overweight, hypertension, dyslipidaemia, and impaired glucose tolerance in Japanese men and women：The ROAD Study. J Rheum 2011；38；921－930.
4) 厚生労働省：平成21年国民・健康栄養調査結果の概要．
  http://www.mhlw.go.jp/stf/houdou/2r9852000000xtwq-att/2r9852000000xu2x.pdf（2012年2月20日現在）
5) 「日本人の食事摂取基準」策定検討会：「日本人の食事摂取基準（2010年版）」策定検討会報告書．厚生労働省，2009.
6) 田辺里枝子，祓川摩有，五関－曽根正江ほか：出産後における踵骨超音波骨量の変化について．日本公衆衛生雑誌 2011；58；628－633.
7) Sogabe N., Maruyama R., Goseki-Sone M. et al：Effects of long-term vitamin K_1 （phylloquinone）or vitamin K_2 （menaquinone-4）supplementation on body composition and serum parameters in rats. Bone 2011；48；1036－1042.
8) Kinoshita H., Nakagawa K., Hosoi T. et al：A functional single nucleotide polymorphism in the vitamin K-dependent gamma-glutamyl carboxylase gene （Arg325Gln）is associated with bone mineral density in elderly Japanese

women. Bone 2006 ; 40 ; 451-456.
9) Sogabe N., Tsugawa N., Goseki-Sone M. et al : Nutritional effects of γ-glutamyl carboxylase gene polymorphism on the correlation between the vitamin K status and γ-carboxylation of osteocalcin in young males. J Nutri Sci Vitaminol 2007 ; 53 ; 419-425.
10) 五関正江：特集　ビタミンKと骨粗鬆症－γ-glutamyl carboxylase遺伝子多型と栄養因子－. 骨粗鬆症治療 2009 ; 8(3).
11) Shiraki M., Urano T., Inoue S. et al : The synergistic effect of bone mineral density and methylenetetrahydrofolate reductase (MTHFR) polymorphism (C677T) on fractures. J Bone Miner Metab 2008 ; 26 : 595-602.
12) 日本骨粗鬆症学会生活習慣病における骨折リスク評価委員会委員長杉本利嗣編：生活習慣病骨折リスクに関する診療ガイド，ライフサイエンス出版，2011.

第9章 ロコモティブシンドロームにおいて栄養療法の果たすべき役割

田中　清＊　藤井　彩乃＊
桑原　晶子＊＊

1. はじめに

　ロコモティブシンドロームは，運動器の障害によって，介護・介助が必要になっていたり，そうなるリスクが高くなっていたりする状態である。運動器の主要構成要素は骨・関節・筋肉なので，骨粗鬆症，変形性膝関節症・変形性腰椎症，サルコペニアが，ロコモティブシンドロームを構成する疾患ということになる。これら3疾患は，お互いに独立したものではない。例えば，転倒は大腿骨近位部骨折をはじめとする非椎体骨折の重要な危険因子であり，サルコペニアは，当然，これら骨折の重大な危険因子となる。したがって，ロコモティブシンドロームと栄養の関連を考えるにあたっては，本来，ロコモティブシンドロームを全体として考察すべきである。しかし，ロコモティブシンドロームは最近提唱された概念であり，また，わが国発のものであるため，ロコモティブシンドローム全体を取り扱った文献は乏しい。そこで，本章では，ロコモティブシンドロームを構成する各疾患別の考察を行い，それが可能な箇所でのみ，相互の関係を述べることとする。

　骨粗鬆症，変形性膝関節症・変形性腰椎症，サルコペニアと，3つの疾患を列挙した場合，疾患の本質がそれぞれ異なっている。骨粗鬆症に関しては，ビスフォスフォネート・選択的エストロゲン受容体モデュレーター（SERM）・副甲状腺ホルモン（PTH）など，骨折抑制のしっかりしたエビデンスを持つ薬剤が，数多く開発されている。骨は血流が豊富で，活発に代謝を営む臓器で

＊　京都女子大学家政学部食物栄養学科
＊＊　大阪樟蔭女子大学学芸学部健康栄養学科

あり，常に骨吸収・骨形成を繰り返している（骨のリモデリング）。これとは対照的に，変形性膝関節症・変形性腰椎症は，関節軟骨・椎間板の変性が病態の基本であるが，これらの組織は血管・神経が分布していないことから，いったん起こった変性の修復は困難である。また，サルコペニアに関しても，加齢によって減少した筋肉量を増加させる薬物療法も容易ではない。すなわち，ロコモティブシンドロームにおける栄養療法の意義といっても，強力な治療薬のある骨粗鬆症と，その他の変形性膝関節症・変形性腰椎症やサルコペニアでは，事情が大きく異なる。

2．ロコモティブシンドロームに対する栄養療法

骨粗鬆症に関しては，カルシウム・ビタミンD・ビタミンKが大きな役割を果たし，最近，水溶性ビタミンの意義も注目されているが，前者に関しては第2章，第5章，第8章，後者に関しては第7章に詳しいので，これらに関する記述は省略する。

（1）変形性関節症における体重管理の意義

治療に関して，変形性関節症と骨粗鬆症とでは事情が大きく異なっている。成人に達した後も，骨は骨吸収と骨形成を繰り返す（骨のリモデリング），活発な代謝を営む臓器である。一方，変形性関節症における主病変は，関節軟骨（変形性膝関節症），椎間板（変形性脊椎症）の変性であるが，これらは無血管の臓器であり，このため，いったん生じた損傷の収縮が困難である。骨粗鬆症に関しては，近年，種々の治療薬が開発されており，これまで骨吸収阻害薬が主であったが，最近，骨形成促進も投与可能となっている。しかし，変形性関節症に関しては，上に述べたような関節軟骨・椎間板の特質を反映して，根本的治療薬の開発が難しい。薬物治療がこのような状態にある以上，変形性関節症に対する栄養の役割も，また，予防あるいは対症療法が中心とならざるを得ない。

肥満は種々の疾患の危険因子となり，2型糖尿病や心血管疾患との関係が特に注目されているが，肥満はまた変形性関節症の重要な危険因子である。以下，最近の総説・メタアナリシスを紹介する。

図9－1に示すのは，肥満と変形性関節症に関するメタアナリシスの結果である[1]。この論文では，糖尿病や心血管疾患など18の肥満関連疾患が扱われており，変形性関節症も含まれている。変形性関節症のrelative riskは，過体重（この論文ではBMIが25～30 kg/m^2）により2.76（95％信頼区間（CI）2.05－3.70），肥満（この論文ではBMI 30 kg/m^{2}以上）により4.20（95％CI 2.76－6.41）であった。また，慢性腰背部痛に対するrelative riskは，過体重（BMIが25～30 kg/m^2）により1.59（95％CI 1.34－1.89），肥満（BMI 30 kg/m^{2}以上）により2.81（95％CI 2.27－3.48）であった[1]。また，表9－1・表9－2に示すのは，別のメタアナリシスの結果であるが，やはり過体重・肥満は，変形性関節症・慢性腰背部痛のリスクを高めることが示されている[2]。

変形性関節症に関する国際学会であるOARSI（Osteoarthritis Research Society International）のガイドラインにおいて，「体重過多の股・膝関節症患者には，減量し，体重をより低くすることを推奨する」との記述があり，エビデンスレベルIaとされている[3,4]。また，アメリカ整形外科学会（AAOS；American Academy of Orthopaedic Surgeons）のガイドラインにおいても，体重過多（BMI≧25 kg/m^2）の症候性膝関節症患者には，減量を行い（少なくとも体重の5％），適切な食事・運動プログラムにより，体重をより低く維持することを推奨する」と述べられ，エビデンスレベルⅠ，推奨グレードAである[3,5]。

従来，管理栄養士による，体重管理を目標とした栄養指導は，糖尿病を始めとする生活習慣病が主な対象であり，ロコモティブシンドロームは，その対象となってこなかったが，今後，わが国においても，この点の研究が望まれる。

(2) サルコペニアと栄養療法

骨格筋のタンパク質量は，合成と分解のバランスによって決まるので，サル

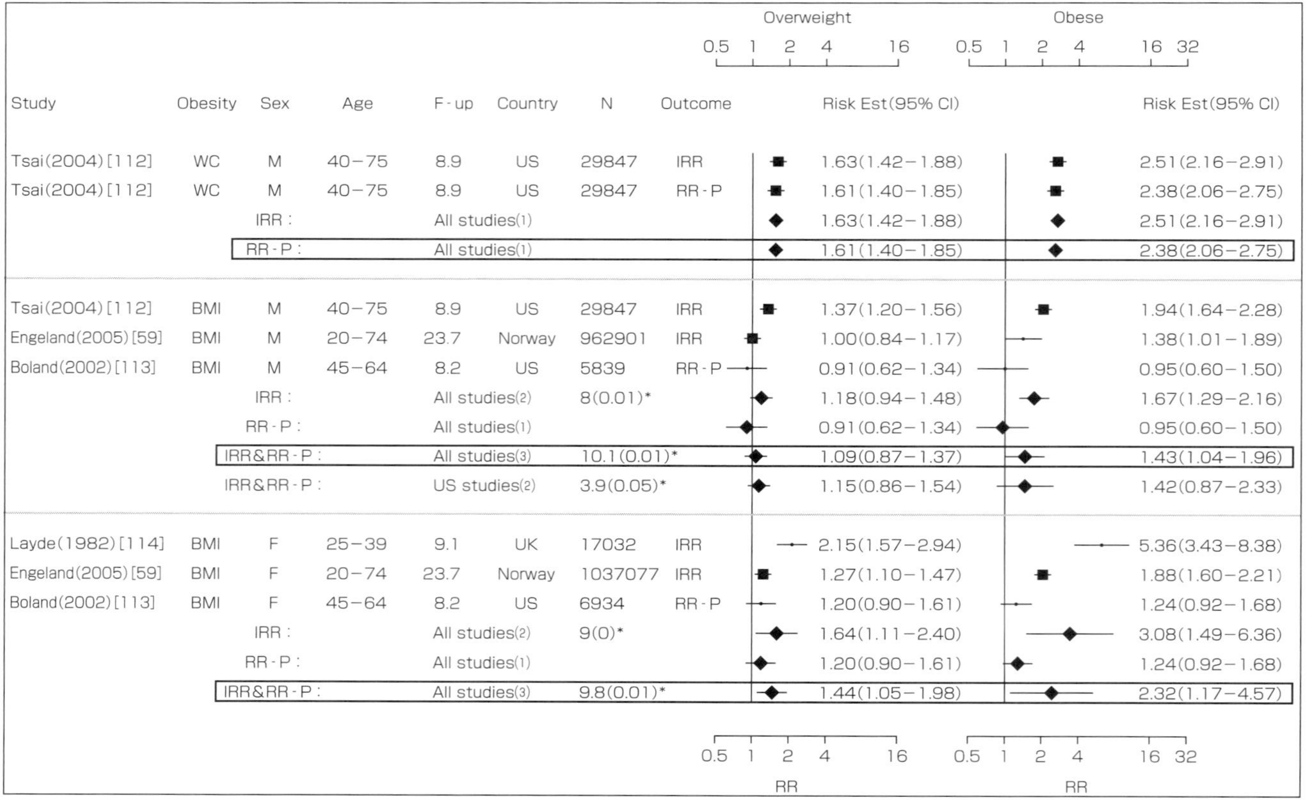

128　第9章　ロコモティブシンドロームにおいて栄養療法の果たすべき役割

Study	Obesity	Sex	Age	F-up	Country	N	Outcome	Overweight Risk Est(95% CI)	Obese Risk Est(95% CI)
Tsai(2004)[112]	WC	M	40-75	8.9	US	29847	IRR	1.63(1.42-1.88)	2.51(2.16-2.91)
Tsai(2004)[112]	WC	M	40-75	8.9	US	29847	RR-P	1.61(1.40-1.85)	2.38(2.06-2.75)
IRR:					All studies(1)			1.63(1.42-1.88)	2.51(2.16-2.91)
RR-P:					All studies(1)			1.61(1.40-1.85)	2.38(2.06-2.75)
Tsai(2004)[112]	BMI	M	40-75	8.9	US	29847	IRR	1.37(1.20-1.56)	1.94(1.64-2.28)
Engeland(2005)[59]	BMI	M	20-74	23.7	Norway	962901	IRR	1.00(0.84-1.17)	1.38(1.01-1.89)
Boland(2002)[113]	BMI	M	45-64	8.2	US	5839	RR-P	0.91(0.62-1.34)	0.95(0.60-1.50)
IRR:					All studies(2)		8(0.01)*	1.18(0.94-1.48)	1.67(1.29-2.16)
RR-P:					All studies(1)			0.91(0.62-1.34)	0.95(0.60-1.50)
IRR&RR-P:					All studies(3)		10.1(0.01)*	1.09(0.87-1.37)	1.43(1.04-1.96)
IRR&RR-P:					US studies(2)		3.9(0.05)*	1.15(0.86-1.54)	1.42(0.87-2.33)
Layde(1982)[114]	BMI	F	25-39	9.1	UK	17032	IRR	2.15(1.57-2.94)	5.36(3.43-8.38)
Engeland(2005)[59]	BMI	F	20-74	23.7	Norway	1037077	IRR	1.27(1.10-1.47)	1.88(1.60-2.21)
Boland(2002)[113]	BMI	F	45-64	8.2	US	6934	RR-P	1.20(0.90-1.61)	1.24(0.92-1.68)
IRR:					All studies(2)		9(0)*	1.64(1.11-2.40)	3.08(1.49-6.36)
RR-P:					All studies(1)			1.20(0.90-1.61)	1.24(0.92-1.68)
IRR&RR-P:					All studies(3)		9.8(0.01)*	1.44(1.05-1.98)	2.32(1.17-4.57)

図 9－1　過体重・肥満と変形性関節症のリスクに関するメタアナリシス[1]

表 9-1 変形性膝関節症に対する肥満の影響[2]

評価指導	結果	ORまたはRR	文献
BMI (heaviest vs. lowest quartile)	膝OA↑	5.25 (3.05-9.13)	Obesity 16:367, 2008
体重 (heaviest vs. lowest quartile)	膝OA↑	5.28 (3.05-9.16)	BMC Musculoskelet Disord 9:132, 2008
BMI 30以上	10年以内の新規膝OA↑	2.81 (1.32-5.96)	
BMI 23から25へ増加	膝OA↑	1.6 (0.9-3.1)	Scan J Rheumatol 34:59, 2005
BMI 30以上 vs. 22.5未満	replacement↑	10.51 (7.85-14.08)	Rheumatology 46:861, 2007
BMI 35以上	replacement↑	11.7	Am J Prevent Med 27:385, 2004

表 9-2 肥満と慢性腰背部痛のリスク[2]

評価指導	結果	ORまたはRR	文献
BMI 30以上	LBP↑	1.26 (1.08-1.48)	Int J Obes 24:1360, 2000
BMI 35以上の24-39歳女性	LBP↑	1.2 (0.8-1.8)	Am J Epidemiol 167:1110, 2008
	LBP↑	1.46 (0.78-2.47)	
40歳以上の女性, BMI 24以上 vs. 20-24	disability↑	1.29 (0.74-2.25)	Maturitas 42:23, 2002
	LBP↑	1.22 (0.58-2.57)	
40歳以上の女性, BMI 26以上 vs. 20-24	disability↑	2.44 (1.24-4.81)	
BMI 30以上	LBP↑	2.81 (2.27-3.48)	BMC Public Health 9:88, 2009

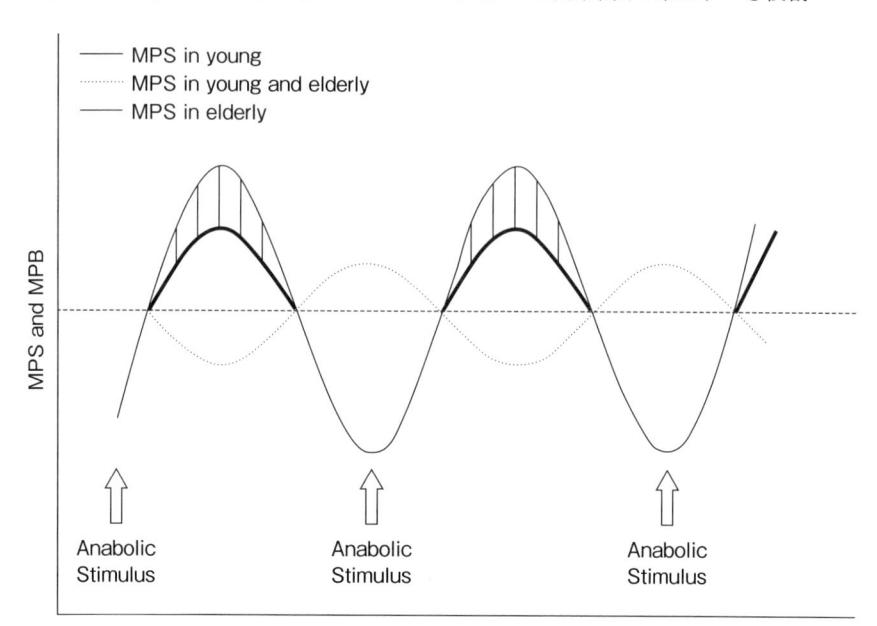

図9−2 食事による骨格筋タンパク質同化作用に対する抵抗性[7]
(anabolic resistance)

コペニアにおいては，分解＞合成の状態となっているはずである。従来，空腹・安静時の骨格筋タンパク質合成速度は，若年者と変わらないか，やや低下，骨格筋タンパク質分解速度は若年者と変わらないと報告されている。一方，高齢者においては，食後のアミノ酸による骨格筋タンパク質合成促進作用が低下しており，食事による骨格筋タンパク質同化作用に対する抵抗性（anabolic resistance）と呼ばれている（図9−2）[6,7]。

それではどれだけの量のタンパク質摂取が必要なのであろうか。日本人の食事摂取基準（2010年版）におけるタンパク質に対する推奨量は，成人・高齢者において，男性60 g/日，女性50 g/日であるが，これは推定平均必要量を0.72 g/kg体重/日として，これに推奨量算定係数（1.25）と基準体重を乗じたものである。しかし，高齢者における，上記のような特質を考えると，1.2 g/kg/日程度の，より多いタンパク質摂取を要するという報告がある。しかし，高齢者のタンパク質摂取量を増加させることにより，骨格筋量を増加させる試

2．ロコモティブシンドロームに対する栄養療法

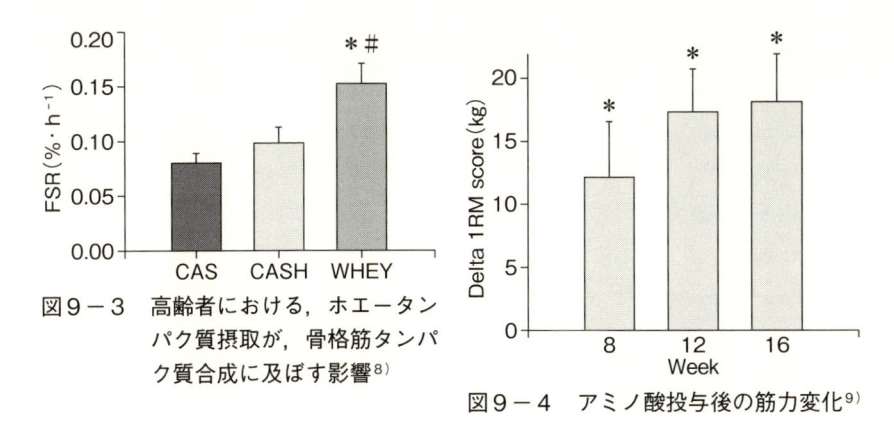

図9-3 高齢者における，ホエータンパク質摂取が，骨格筋タンパク質合成に及ぼす影響[8]

図9-4 アミノ酸投与後の筋力変化[9]

みは，栄養補助食品を利用したものを含めて，成功していない[6]。

　タンパク質の量だけではなく，その性状・アミノ酸組成が重要な役割を果たすという報告が多数存在する．図9-3に示すのは，平均74歳の高齢男性に，カゼイン・カゼイン加水分解物・ホエータンパク質を摂取させた後の骨格筋タンパク質の合成量を比較したものであるが，明らかにホエータンパク質によるタンパク質合成量が上回っている[8]。このような効果は，従来，速やかな消化吸収，摂取後，血液中アミノ酸濃度の大きな上昇によるものとされていたが，この論文において，著者らはホエータンパク質のロイシン含量が高いことによるものではないかと考察している．最近，サルコペニアに対する，少量で有効なアミノ酸補助食品として，ロイシンに関する報告がなされている．

　必須アミノ酸のうち，バリン・ロイシン・イソロイシンは，分岐鎖アミノ酸（branched chain amino acid；BCAA）と呼ばれ，主に筋肉において代謝される．インスリンが同化作用を発揮する際の標的の一つが，セリン・スレオニンキナーゼであるmTOR（mammalian target of rapamycin）だが，ロイシンにはmTOR活性化作用が報告されている．紙幅の関係で，ロイシンに関する個々の論文を紹介することはできないので，総説[6]を参照されたいが，体組成や筋力などを指標とした介入研究も行われている[9]。平均67歳の男女を対象に，必須アミノ酸＋アルギニン（ロイシン36％含有）を投与したところ，表9-3に示すように，除脂肪量が増加し，図9-4に示すように，筋力が増加し

表9-3 アミノ酸投与後の体組成変化[9]

	Week 0	Week 4	Week 8	Week12	Week16
Lean body mass (kg)*	47.97±3.42	48.49±3.44	48.89±3.47	49.11±3.36※	48.57±3.30
Leg lean mass (kg)	14.98±1.13	15.28±1.19	15.18±1.15	15.23±1.11	15.31±1.08
Total body mass (kg)	74.31±5.67	74.71±5.75	75.09±5.77	74.99±5.70	74.60±5.62
Total body fat (kg)	24.19±3.59	24.02±3.68	24.00±3.67	23.67±3.62	23.90±3.70
Bone mineral content (kg)	2.21±0.12	2.20±0.12	2.21±0.12	2.21±0.12	2.21±0.12

Values are mean ± SE ; n = 12
＊ANOVA : $p = 0.038$
※$p < 0.05$ vs baseline

たと報告されている。

上に述べたような報告は，加齢に伴うサルコペニアであっても，まったく不可逆的なものなのではなく，栄養療法（おそらくは適切な運動療法との併用）によって，対処が可能であることを示唆するものであるが，これらのほとんどが海外からのものであり，わが国における研究が望まれる。

3．慢性疾患における栄養療法の社会的意義

（1）栄養療法の社会的意義

次にロコモティブシンドローム対策において，栄養療法の果たす役割について述べたいが，その前に，社会からの視点で考えた，栄養療法の役割について，総論的な内容を考えてみたい。

筆者らは最近「生活習慣病に対する栄養療法の社会的意義・経済評価」と題して，高血圧・糖尿病・脂質異常症・骨粗鬆症を例に，栄養療法の社会的意義について述べた[10]。そのきっかけは，これらいずれの疾患についても，画期的な新薬が次々登場しており，それらの効果に比べると，栄養療法の効果は大きいとはいえないため，栄養療法の重要性がわかりにくく，軽視されがちであるが，栄養療法には，薬物療法にはない利点があるということを訴えかたかった

ことである。

(2) 栄養療法の長所

いくつかの点から，社会における栄養療法の意義を述べてみたい。

第一は医療経済の観点である。医療や介護・福祉に無制限に費用を投入してよいのであれば，医療経済評価は必要ないが，そのようなことは実際にはありえない。現実はむしろその正反対であり，特に欧米においては，医療費は限られた資源であると考えられており，イギリスではその傾向が顕著である。イギリスの教科書の一節を引用すると，「多くの有効な治療手段が利用できるようになり，いまやこれら治療手段は乏しい医療資源確保のため，お互いに競い合っている。我々は費用・効率・安全性に基づいて，治療手段を選択する時代に入った」と述べられている。すなわち，有限な資源を，どの分野に，どれだけ配分するべきかを迫られている状況である。この際，医療政策担当者が有限な医療資源の配分を決めるためには，効果だけではなく，かけた費用に見合うだけの効果をあげているか，という医療経済の視点が求められる。栄養療法に要する費用は，薬物療法より，はるかに安価である。したがって，かけた費用に対する効果という，費用対効果の観点からは，栄養療法は，薬物療法に匹敵するか，あるいはそれを上回ることもある。

第二に，栄養療法は，薬物療法よりはるかに広い範囲に効果を発揮しうることである。降圧薬は高血圧，糖尿病治療薬は糖尿病には有効だが，それ以外には効かない。一方，栄養療法が成功すれば，種々の生活習慣病のリスクを同時に低減することができる。このような視点は，特に生活習慣病対策において重要であろう。例えば，メタボリックシンドロームは，内臓脂肪の増加によるインスリン抵抗性を基盤として，糖代謝異常・脂質異常症・高血圧などを起こすものである。個々の病態に対して，個別の薬物療法を行うより，生活習慣の改善によって，内臓脂肪の減少，インスリン抵抗性を改善できれば，すべて同時に良くなるはずである。

第三に，薬物療法は，服用している期間のみ有効であるが，適切な栄養指導

介入によっていったん身についた良い生活習慣は永続し得ることである。

(3) population approachとしての栄養療法

　栄養療法のこのような特質は，社会全体として疾患の予防のためには，非常に望ましいものである。医療経済評価論文においては，通常は費用対効果が分析されるが，これに加えて，社会全体という視点をもあわせ持つ必要性があるであろう。骨粗鬆症を例に取ると，Sandersらは，骨折を半減させる薬剤で治療するというシミュレーションを行っており，当然，骨折リスクの高い集団に対して，治療介入を行う方が，費用対効果はよい。しかし，これで予防できるのは全骨折の一部のみである。すなわち，社会全体としての骨折の大多数は，中〜低リスク群から発生するので，費用対効果のよい高リスク群限定で介入しても，社会全体として予防できる骨折の絶対数は限られる[11]。また，高血圧に関しても，脳卒中死亡の半数以上は，軽症高血圧以下（収縮期血圧160 mmHg未満，拡張期血圧100 mmHg未満）の群で起こっており，特に血圧の高い患者に対して集中的に治療するだけではなく，国民の血圧水準低下が重要である[12]。

　疾患の予防は，一次予防・二次予防・三次予防に分類される。三次予防はリハビリテーションのように，疾患に罹った後の対策，二次予防は疾患の早期診断・早期治療，一次予防は生活習慣の改善などによって，疾患を未然に防ぐことを目指すものである。また，予防に関するアプローチの方法からhigh risk approachとpopulation approachに分けられる。前者はその名前の通り，疾患発生のリスクの高い群に対して，集中的に介入を行うものである。疾患発生リスクが高く，その薬剤の予防効果が大きいほど，費用対効果はよい値となる。したがって，骨折リスクの非常に高い群に対して，ビスフォスフォネートなどを用いて，薬剤治療介入を行うことは，費用対効果に優れた医療行為である。

　しかし，中〜低リスク集団に対しても，このような治療介入を行うことは，要する費用・発生しうる副作用の可能性などを考えると，とうてい実行不可能である。例えば，50歳以上の全女性に，ビスフォスフォネートを服用させるというのは，あり得ない選択である。このような場合には，集団のリスクを低い

方に平行移動させる population approach が行われる。その場合, 多数かつ多様な対象者に対して行いうることが必須であるから, 安全かつ安価なものでなければならず, 栄養・運動などの生活習慣改善が中心となる。言い換えると, 栄養療法は, 絶対的な効果は新薬より小さいが, かかる費用は圧倒的に低いので, 費用対効果には優れており, 中〜低リスク集団に対する一次予防, population approachには, 非常に適しているということである。

4. ロコモティブシンドロームにおける栄養療法

(1) 骨粗鬆症の予防・治療における栄養療法の役割

　第5章・第7章・第8章との重複を避けるため,「2. ロコモティブシンドロームに対する栄養療法」においては, あえて骨粗鬆症に対する言及を避けたが, ここで社会的意義に関する上の記述をふまえて, 骨粗鬆症における栄養療法の役割について述べてみたい。

1) 骨粗鬆症の予防・治療における栄養療法の位置づけ[13]

　骨粗鬆症は「骨量の低下と, 骨の微細構造の劣化を特徴とし, そのために骨折の危険が増した状態」であり, すでに骨折したものではない。すなわち, 骨折の危険が増していれば, 折れていなくても, 骨折を防ぐために治療するという, 予防すべき疾患であり, 慢性合併症を防ぐために糖尿病を治療し, 冠動脈疾患や脳血管障害予防のために, 高血圧・脂質異常症を治療するのと同様に, 生活習慣病的に理解して, 予防医学的疾患として理解すべき疾患である。骨折が起こらない限り, 骨粗鬆症に特徴的な症状はない。したがって, 以下に述べるような検査によって, 早期に診断し, 骨折の発生を予防することが重要で, この点も他の生活習慣病と同じである。

　骨粗鬆症においては, 特に脊椎圧迫骨折・大腿骨近位部骨折・橈骨遠位端骨折が起こりやすい。このうち, 特に大きな問題となるのは大腿骨近位部骨折で, 受傷後1年以内の死亡率が高い上に, 死亡をまぬがれても, 骨折以前の生

活レベルに戻れないことが多く，要介護の原因となる例も少なくない。いわゆる，寝たきりの原因疾患として，老衰を除くと，脳血管障害に次ぐと考えられている。このことは患者本人にとって，大きな不幸であることは言うまでもないが，医療費・介護に要する費用も莫大であり，社会に及ぼす影響も大きい。したがって，大腿骨近位部骨折の予防は，医学的にも，社会的にも，緊急の課題である。また，脊椎圧迫骨折は軽視されやすいが，内臓諸機能低下・QOL低下をきたす。

　最近，世界的に広く用いられているのは，ビスフォスフォネートである。これは強力な骨吸収抑制剤であり，椎体圧迫骨折・非椎体骨折とも，著明に減少させることが証明されている。女性ホルモン欠乏が骨粗鬆症の原因であれば，女性ホルモン補充療法（HRT；hormone replacement therapy）がよさそうだが，骨密度増加には有効なものの，子宮・乳腺ほかの副作用の懸念から処方頻度は低い。一方，骨には女性ホルモンとして作用するが，子宮・乳腺に悪影響のないSERMと呼ばれる女性ホルモン誘導体は，椎体圧迫骨折抑制効果があり，最近，広く使用されている。これらは骨吸収抑制薬だが，さらに，最近では，骨形成促進薬として，副甲状腺ホルモン（PTH）が臨床で使われるようになった。このように有効な治療薬が利用可能になっても，例えば，50歳以上の国民全員に服用させるわけにはいかないのは，他疾患と同様である。

　疾患発生リスクが高く，その薬剤の予防効果が大きいほど，費用対効果はよい値となる。したがって，骨折リスクの非常に高い群に対して，ビスフォスフォネートなどを用いて，薬剤治療介入を行うことは，費用対効果に優れた医療行為である。しかし，中〜低リスク集団に対しても，このような治療介入を行うことは，要する費用・発生しうる副作用の可能性などを考えると，とうてい実行不可能であり，高血圧における減塩のように，国民全体のリスクを低減させる必要があり，その場合，多数かつ多様な対象者に対して行いうることが必須であるから，安全かつ安価なものでなければならず，栄養・運動などの生活習慣改善が中心となる。

2）NNT（number needed to treat）からみた栄養療法[10]

ここでは，ビタミンDを例に述べる．薬物であろうと，生活習慣改善であろうと，何らかの介入によって，疾患の罹患率が絶対値としてどれだけ減少したかをabsolute risk reduction（ARR），介入前の何%減少したかをrelative risk reduction（RRR）という．例えば，1%が0.6%に減少したのであれば，ARRは1.0−0.6＝0.4%，RRRは（1.0−0.6）/1.0＝0.40すなわち40%である．一方，10%が6%に低下した場合，RRRは同様に（10−6）/10＝0.4で40%だが，ARRは10−6＝4%となる．同じようにRRRが40%であったとしても，両者の社会的な意味はまったく異なる．ARRの逆数を，NNT（number needed to treat）といい，その疾患・イベントを1件防ぐためには，何人の対象者を治療する必要があるかを表す．前者の1%から0.6%への減少であればNNTは250名だが，後者の10%から6%への減少であれば，NNTは25名である．つまり，社会的視点を含めた場合，RRRだけを見たのでは不十分であり，ARR・NNTをも考慮する必要があり，ARRが大きい，NNTが小さいということは，その介入はより社会的効果が大きいことを示す．

しかし，NNTは対象とする集団によって異なり，その疾患に対するリスクの高い集団が対象であれば，介入前のリスクが高いので，ARRは大きくなり，NNTは小さくなるが，低リスク集団が対象であれば，逆にNNTは大きくなる．高リスクの集団に介入すれば，NNTが小さいので，その介入が正当化されやすい．各種疾患のガイドラインにおいて，診断基準と，薬物治療開始基準が必ずしも一致していない．リスクがある程度高い対象者に対しては，薬物療法を積極的に考えるが，比較的低リスク者に対しては，まず生活習慣改善を考えるとされているのにはこういう背景がある．

ビタミンDの最も重要な作用は腸管からのカルシウム・リンの吸収促進である．このためビタミンD欠乏により，カルシウム・リンの吸収障害のため，石灰化障害であるくる病・骨軟化症が起こる．最近，くる病・骨軟化症を起こすほどの重症の欠乏（deficiency）より軽度の不足（insufficiency）であっても骨粗鬆症の原因となること，その頻度は高齢者や長期入院患者などでは非常に高いことが注目されている．

海外ではビタミンDの骨折予防効果に関する医療経済評価の論文がいくつかある。一例を示すと，Decalyos Studyは，フランスで行われた臨床研究であり，3,270名の高齢女性を2群に分け，一方にはビタミンD_3 800 IU/日＋カルシウム1,200 mg/日，他方にはカルシウム1,200 mg/日のみ投与が，36ヶ月行われた[14]。大腿骨近位部骨折は，カルシウムのみ群では1,127名中184名に起こったのに対し，ビタミンD群では1,176名中138名であり，1,000名あたり46件の大腿骨近位部骨折が予防できたことになり，施設入居高齢者全員に，ビタミンD＋カルシウムの補充を行うならば，それにより，1億5千万フランの医療費が削減できるものと推測されている。骨折の危険因子として低骨密度はもちろん重要だが，大腿骨近位部骨折など非椎体骨折の場合，転倒がきっかけになる例が非常に多い。最近，ビタミンDには，転倒防止効果も注目されていることから，骨密度低下を防ぐ作用に加えて，複数の作用点から，骨折予防に役立つ可能性がある。なお，上記の研究は，大腿骨近位部骨折のみに注目したものであるが，実際にはビタミンD欠乏（不足）の改善によって，それ以外の骨折についても予防効果が見込まれるので，実際の経済効果はさらに大きく，上記の推定は，おそらく過小評価である。

最近，海外では，800 IU/日程度のビタミンDによって，大腿骨近位部骨折を含む骨折予防効果があるという，大規模研究・メタ解析が相次いで発表され，その社会的側面にも言及されている。Tangらは，29のRCT，63,897例のデータのメタ解析結果から，ビタミンDの有効性を報告しているが，NNT＝63であったと述べている[15]。この研究が，50歳以上の女性が対象で，決して骨折リスクが非常に高い集団だけを選んだものではないことを考えると，これは非常によい数字であり，循環器領域でのNNTと比べても遜色ない。

3）骨折後の栄養管理

骨粗鬆症と栄養の関連は，成長期における高いpeak bone massの獲得，閉経期以降の十分なカルシウム・ビタミンD・ビタミンK摂取など，人生の種々の局面で重要な意味を持つが，わが国において最も研究の乏しいのは，おそらく骨折後の栄養管理である。

大腿骨近位部骨折のガイドライン[16]には、いくつもの予後決定因子が挙げられており、その中には臨床的に改善困難なものが多いが、ガイドラインの周術期管理の章には、「栄養状態の改善は有効か」というclinical questionが取り上げられ、「栄養介入により大腿骨近位部骨折患者の死亡率の低下・血中タンパク質量の回復・リハビリテーション期間の短縮が期待できる」と書かれ、推奨grade Bとされている。

栄養介入による予後改善に関して、ガイドラインに収載されていない新しい文献を2つ紹介しておく。O'Dalyらは、大腿骨近位部骨折患者415例の予後調査を行い、その決定因子を検討している。臨床栄養において、血清アルブミン・血液中リンパ球数は、栄養状態の指標とされ、それぞれ3.5 g/dL未満、1,500/mm³未満が低値とされている。表9-4に示すのは、多変量解析による予後規定因子であり、血清アルブミン低値・血液中リンパ球数低値すなわち低栄養は、有意の予後決定因子であった[17]。

低栄養は、性・年齢などと異なり、介入により改善可能な予後規定因子であり、臨床的意義は大きいが、現状では報告に乏しく、コクランライブラリーのメタアナリシスにおいては、栄養介入による、死亡率に対するrelative riskは、経口栄養0.76（95%CI 0.42-1.37）、経腸栄養0.99（95%CI 0.50-1.97）、経口栄養（タンパク質強化）1.42（95%CI 0.85-2.37）で有意とはいえず、現状

表9-4　栄養指標と大腿骨近位部骨折の予後[17]

多変量解析による予後規定因子	Hazard Ratio（95% CI）
－性別	0.830（0.401-1.718）
－年齢	1.040（1.007-1.074）
－Nursing Home Resident	1.526（0.870-2.675）
－骨折のタイプ	1.451（0.849-2.479）
－血清アルブミン	0.932（0.885-0.980）
－血液中リンパ球数	0.568（0.321-1.003）
－手術までの待機日数	1.000（0.986-1.014）
－在院日数	1.003（0.999-1.007）
－3ヶ月以内の再入院	0.976（0.486-1.958）

では，エネルギー・タンパク質補充効果に関するエビデンスは弱い。きちんとした方法論に基づく研究が必要であると述べられている[18]。

(2) 変形性関節症に対する栄養療法

変形性関節症と栄養療法による改善に関する研究に関しては，変形性関節症特有の問題があるように思われるので，この点に関して，ビタミンKを例に述べてみたい。

Boothらのグループは，ビタミンKと変形性関節症の関連について，観察および介入研究結果を発表している。Framingham Offspring Study 672例を対象とした（平均65.6歳）コホート研究において，変形性関節症，骨棘，関節裂隙狭小化（joint space narrowing：JSN）の有病率はいずれも，血液中ビタミンK_1濃度の高い群で低かった（図9－5）[19]。

彼らはさらに378例（平均68.2歳，平均BMI 28.0 kg/m^2）を対象に調査を行った。血液中ビタミンK_1濃度は，開始前に222例において低値（1 nM以下）であったが，終了時には125例において，1 nM以上であった。ビタミンK_1濃度

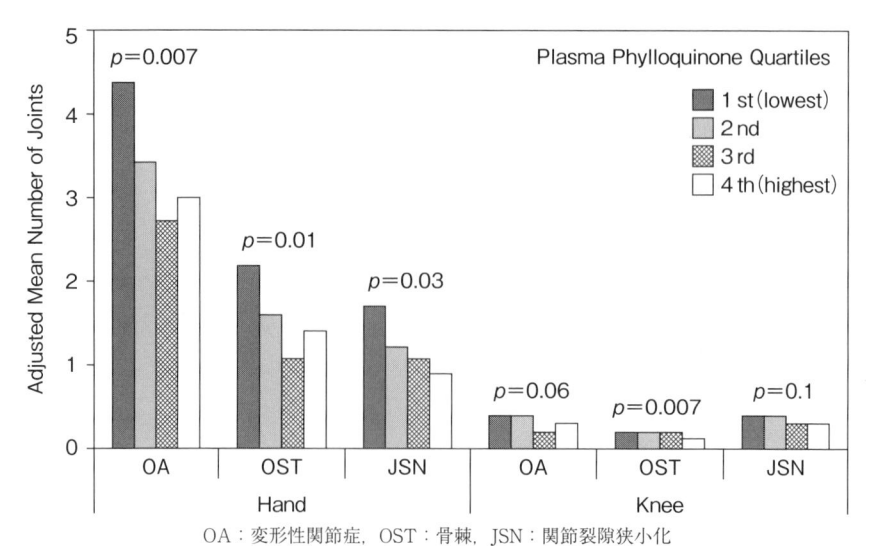

OA：変形性関節症，OST：骨棘，JSN：関節裂隙狭小化
図9－5 血液中ビタミンK_1濃度と変形性関節症のリスク[19]

が 1 nM達成例と，非達成例を比較した場合のオッズ比は，JSNに対して0.53（95％CI 0.32-0.89），X線上OAは0.78（95％CI 0.56-1.07, p=0.1），骨棘0.88（95％CI 0.56-1.40, p=0.5），と有意ではなかった[20]。この結果は，一見，ビタミンK介入が無効であったという結果にみえるが，この研究は，本来，変形性関節症を対象としたものではなく，後で対象に追加されたものであるため，介入前のX線写真が撮られていないという重大な問題がある。

　ロコモティブシンドロームに限らず，何らかの疾患に対して，ある栄養素が重要な意味を持つことを示すのには，横断調査・コホート研究・遺伝子多型研究・介入研究など，いろいろなデザインの研究を行うことができる。筆者の私見としては，介入研究に関しては，栄養療法は，薬物療法とは異なった，特有の問題を持っているように思われる。ロコモティブシンドロームから離れるが，この点を，ホモシステインと心血管疾患との関連を例に述べてみたい。ホモシステインは，メチオニンサイクルの中間代謝産物であり，ビタミンB_6・ビタミンB_{12}・葉酸を補酵素とする酵素反応によって代謝され，これらビタミンの不足により，高ホモシステイン血症が起こり，これは心血管疾患の危険因子である。さて，ホモシスチン尿症・横断調査・コホート研究・遺伝子多型研究からは，高ホモシステイン血症と心血管疾患の関連を示す報告が多数あるのだが，介入試験ではネガティブな結果であったものが少なくない[21]。VISP研究は，脳血管障害を持つ患者を対象に，脳血管障害の再発・心血管疾患をアウトカムとした介入試験である[22]。NORVIT研究は，急性心筋梗塞発症後7日以内の例を対象に，心筋梗塞の再発・脳血管障害・虚血性心疾患に関連した死亡をアウトカムとした介入試験である[23]。またHOPE 2研究は，血管疾患または糖尿病を持つ例を対象に，心血管疾患・脳血管障害による死亡をアウトカムとした介入試験である[24]。これら3つの研究のいずれにおいても，ポジティブな結果は得られなかった。これらの結果に対する，まったくの個人的見解を述べると，栄養介入が効果を示しやすいのは，おそらく疾患の一次予防であると考えられるが，いずれも対象者は，すでに心血管疾患を有する例など，相当，動脈硬化が進展した患者である。心血管疾患のリスクが低い，一次予防というの

にふさわしい例を対象にした場合，必要な例数が莫大になるので，リスクの高い例を選んだものと推察されるが，このような対象者に対して，ビタミンB_6・ビタミンB_{12}・葉酸などの介入によって，効果を示し得るかどうかは，相当に疑問である．

さて，変形性関節症に戻ると，最初にも述べたように，その主な病変部位である，関節軟骨や椎間板は再生の難しい組織である．したがって，すでに変形性関節症を有する患者を対象に，栄養介入試験を行っても，改善効果を示すのは困難であり，だからといって，現在，変形性関節症を持たない例を対象に介入試験を行うのは，現実的に実施困難なほどの対象例数が必要になることが予想される．今後，変形性関節症と栄養素の関連については，そもそもどのような方法論で研究するかという点から，考えておくべきではないだろうか．

5．おわりに

ロコモティブシンドロームが運動器疾患である以上，運動療法の研究に比べて，栄養療法に関する研究が少なかったのは，やむを得ない点があるであろう．しかし，本章で示したように，栄養療法はロコモティブシンドロームの予防・治療において，十分役割を果たし得る可能性があり，今後の研究が望まれる．

文　献

1) Guh D. P., Zhang W., Bansback N. et al：The incidence of co-morbidities related to obesity and overweight：a systemic review and meta-analysis. BMC Public Health 2009；9；88.
2) Kulie T., Slattengren A., Redmer J. et al：Obesity and women's health：an evidence-based review. J Am Board Fam Med 2011；24；75-85.
3) 川口浩：変形性関節症の治療ガイドライン．Geriatric Medicine 2010；48(3)；307-314.
4) Zhang W., Moskowitz R. W., Nuki G. et al：OARSI recommendations for the

management of hip and knee osteoarthritis, part I : critical appraisal of existing treatment guidelines and systemic review of current research evidence. Osteoarthritis Cartilage 2007 ; 15 ; 981 – 1000.
5) Treatment of Osteoarthritis of the Knee Recommendation Summary (ed by the American Academy of Orthopaedic Surgeons), Illinois, 2008.
6) 小林久峰：サルコペニア予防・改善のためのアミノ酸栄養．Geriatric Medicine 2010 ; 48 ; 211 – 216.
7) Breen L., Philips S. M. : Skeletal muscle protein metabolism in the elderly : interventions to counteract the "anabolic resistance" of ageing. Nutrition and Metabolism 2011 ; 8 ; 68.
8) Pennings B., Boirie Y., Senden J. M. G. et al : Whey protein stimulates postprandial muscle protein accretion more effectively than do casein and casein hydrolysate in older men. Am J Clin Nutr 2011 ; 93 ; 997 – 1005.
9) Børsheim E., Bui Q-U. T., Tissier S. et al : Effect of amino acid supplementation on muscle mass, strength and physical function in the elderly. Clin Nutr 2008 ; 27 ; 189 – 195.
10) 田中清，熊坂義裕，清野裕：臨床栄養管理の意義　生活習慣病に対する栄養療法の社会的意義・経済評価．臨床栄養管理法－栄養アセスメントから経済評価まで－（ネスレ栄養科学会議　監修），建帛社，2011, p.127 – 156.
11) Sanders K. M., Nicholson G. C., Watts J. J. et al : Half the burden of fragility fractures in the community occur in women without osteoporosis. Bone 2006 ; 38 ; 694 – 700.
12) 日本高血圧学会高血圧治療ガイドライン作成委員会：高血圧治療ガイドライン2009．ライフサイエンス出版，2009．
13) 骨粗鬆症の予防と治療ガイドライン作成委員会編：骨粗鬆症の予防と治療ガイドライン2011年版．ライフサイエンス出版，2011．
14) Lilliu H., Pamphile P., Chapuy M-C. et al : Calcium-vitamin D_3 supplementation is cost-effective in hip fracture prevention. Maturitas 2003 ; 44 ; 299 – 305.
15) Tang B. M., Eslick G. D., Nowson C. et al : A use of calcium or calcium in combination with vitamin D supplementation to prevent fractures and bone loss in people aged 50 years and older : a meta-analysis. Lancet 2007 ; 370 ; 657 – 666.
16) 日本整形外科学会・日本骨折治療学会監修：大腿骨頚部/転子部骨折診療ガイドライン　改訂第2版，南江堂，2011．

17) O'Daly., B. J., Walsh J. C., Quinlan J. F. et al : Serum albumin and total lymphocyte count as predictors of outcome in hip fractures. Clinical Nutrition 2010 ; 29 ; 89-93.
18) Avenell A., Handoll H. H. G. : Nutritional supplementation for hip fracture aftercare in older people. Cochrane Database of Systematic Reviews 20(1), 2010.
19) Neogi T., Booth S. L., Zhang Y. Q. et al : Low vitamin K status is associated with osteoarthritis in the hand and knee. Arthritis Rheumatism 2006 ; 54 ; 1255-1261.
20) Neogi T., Felson D. T., Sarno R. et al : Vitamin K in hand osteoarthritis : results from a randomized clinical trial. Ann Rheum Dis. 2008 ; 67 ; 1570-1573.
21) Wald D. S., Wald N. J., Morris. J. K. et al : Folic acid, homocysteine, and cardiovascular disease : judging causality in the face of inconclusive trial evidence. BMJ 2006 ; 333 ; 1114-1117.
22) Toole J. F., Malinow M. R., Chambless L. E. et al : Lowering homocysteine in patients with ischemic stroke to prevent recurrent stroke, myocardial infarction, and death. JAMA 2004 ; 291 ; 565-575.
23) Bønaa K. H., Njølstad I., Ueland P. N. et al : Homocysteine lowering and cardiovascular events after acute myocardial infarction. NEJM 2006 ; 354 ; 1578-1788.
24) Lonn E., Yusuf S., Arnold M. J. et al : Homocysteine lowering with folic acid and B vitamins in vascular disease. NEJM 2006 ; 354 : 1567-1577.

第10章 ロコモティブシンドロームの予後・将来展望

田中　清*

1. はじめに

(1) ロコモティブシンドロームと生活習慣病

　最初にお断りしておくが，筆者は管理栄養士養成大学の教員であり，骨粗鬆症と栄養という観点から，高齢者におけるビタミンDやビタミンKの欠乏・不足を主な研究テーマとしているが，整形外科医ではなく，変形性関節症の実地臨床に関わっているわけではない。したがって，ロコモティブシンドロームの全体像を十分に理解しているとはいえず，むしろ，普段，調査対象にしているのは，内科的疾患が多い。

　筆者は，生活習慣病・メタボリックシンドロームの社会的意義，また，これら対象疾患の予防・治療において，栄養療法・運動療法などの生活習慣改善はなぜ重要かということを考え，総説や書籍を執筆してきた[1]。そのような視点からロコモティブシンドロームを考えると，内科的な生活習慣病・メタボリックシンドロームに対する考え方と共通する部分が少なくないように思われるので，本章では，ロコモティブシンドロームについて，こういう観点から述べてみたい。ただ，本章の内容は，確立された事実のみを述べるものではなく，筆者の個人的見解に属するものがかなりある点，予めご容赦願いたい。

(2) 退行性疾患としてのロコモティブシンドローム

　疾患の分類には，腫瘍性疾患・炎症性疾患などと並んで，退行性疾患があ

---

*　京都女子大学家政学部食物栄養学科

る。これは加齢に伴って、臓器機能が低下することに関連するものである。老人性白内障などは退行性疾患の例である。

さて、ロコモティブシンドロームを構成する骨粗鬆症・変形性関節症・サルコペニアは、いずれも加齢とともに有病率の増加する疾患である[2]。骨密度測定の結果は、2つの指標で示される。T値は若年成人平均値に対する値であり、Z値は同年齢の平均に対する値である。骨粗鬆症の診断はT値によって行われ、80％以上なら正常、70〜80％であれば骨密度減少、70％未満なら骨粗鬆症である。すなわち、診断の基本的考え方は、若年時よりどれだけ減少しているかが重視され、年齢相応であるかどうかではない。したがって、年齢とともに、有病率が高くなるのは当然である。

また、関節軟骨の変性が変形性関節症の、椎間板の変性が変形性脊椎症の本態であり、やはり加齢とともに増加する退行性疾患である。サルコペニアに関しても、加齢により筋量・筋力は減少するが、これに対してサルコペニア（加齢性筋肉減少症）の名称が提案されたものである。

2．ロコモティブシンドロームの生命予後

ロコモティブシンドロームの有病率に関しては、第1章に詳しいので、ロコモティブシンドロームの予後について述べる。なお、サルコペニアに関しては、報告が乏しいので、骨粗鬆症・変形性関節症について記述する。

(1) 骨粗鬆症

骨粗鬆症関連骨折の中で、生命予後や長期的ADL・QOL低下が最も注目されているのは、大腿骨近位部骨折だが、最近、生命予後に関して、脊椎圧迫骨折の重要性が認識されつつあるので、本章では、これら2つの骨折について述べる。大腿骨近位部骨折については日本整形外科学会・日本骨折治療学会による「大腿骨頚部/転子部骨折診療ガイドライン改訂第2版」[3]（以下ガイドラインと略す）に準拠して述べる。一方、脊椎圧迫骨折が患者に及ぼす影響は、以前

考えられていたより，はるかに大きいことが，最近，注目されているが，これについては大腿骨近位部骨折のような，まとまったガイドラインが存在しないので，特にわが国の報告を中心に，最近の論文を要約して紹介する。

1）大腿骨近位部骨折の生命予後

大腿骨近位部骨折に関しては，以下ガイドラインの記述に即して述べる[3]。アメリカにおいて大腿骨近位部骨折に罹患した患者の，骨折後1年以内の死亡率は20％という報告[4]や，ヨーロッパでは大腿骨近位部骨折を起こした患者は，6ヶ月以内に12～40％が死亡し，死亡率は同じ年齢・性別に比べ12～20％高いという報告[5]など，大腿骨頸部/転子部骨折後1年以内の死亡率は，海外では10～30％と報告されている。一方，日本の報告では，1年での死亡率は9.8～10.8％である。

2）脊椎圧迫骨折の生命予後

近年，欧米において，脊椎圧迫骨折患者の死亡率は，非骨折患者より高いことが報告されているが，日本人を含むアジア人における報告は乏しかった。白木らは長野コホートの対象女性1,429例を，平均4.5年フォローした結果を報告している[6]。表10-1に示すのは，Cox比例ハザードモデルの結果で，年齢上昇・血清クレアチニン上昇・心血管疾患あり・認知症あり・悪性疾患あり・骨粗鬆症の重症度増加は死亡率を増加させ，BMI上昇は死亡率を低下させた。図10-1はKaplan-Meierの生存曲線で，正常・骨粗鬆症に比べて有意に生存率が低下していた。

また，池田らは三重県において，女性419名，男性210名（平均年齢73歳）を10年間フォローした結果を発表しており，3椎体以上の骨折を有する例は，骨折なしや1から2椎体骨折例より有意に生存率が低かった[7]。ごく最近，韓国からも，脊椎圧迫骨折後の死亡率が高いことが報告されている[8]。すなわち，大腿骨近位部骨折に比べると，脊椎圧迫骨折は従来軽く見られがちであったが，欧米における報告と同様，日本を含むアジア人においても，脊椎圧迫骨折は患者の生命予後を悪化させる骨折であると考えられる。

脊椎圧迫骨折患者の過半数は，臨床症状を伴わず，X線撮影で判明する形態

第10章 ロコモティブシンドロームの予後・将来展望

表10-1 長野コホートにおける生命予後の規定因子[4]

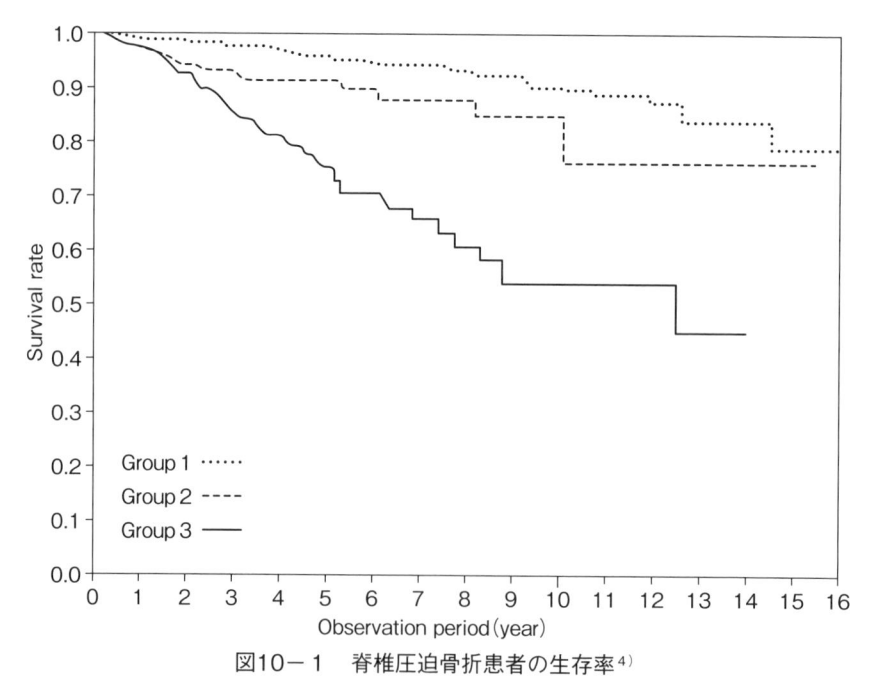

Item	Hazard ratio	95% CI	p
Age (10 years up)	2.817	2.237－3.560	＜0.0001
BMI (10 kg/m^2 up)	0.504	0.304－0.824	0.0061
Creatinine (1 mg/dL up)	2.451	1.107－5.284	0.0274
Cardio-vascular-disease (Yes/No)	1.878	1.228－2.797	0.0043
Dementia (Yes/No)	1.602	1.027－2.450	0.038
Malignancy (Yes/No)	2.885	1.929－4.214	＜0.0001
Severity of Osteoporosis (Est OP/OP/normal)	1.390	1.129－1.719	0.0018

図10-1 脊椎圧迫骨折患者の生存率[4]

正常Group 1, 骨粗鬆症Group 2に比べて, 脊椎圧迫骨折患者Group 3の生存率は, 有意に低かった.

骨折であるが，これについてもアメリカから，全体としては死亡の危険因子ではなかったが，2椎体以上の骨折により，生命予後を悪化させたという報告がある[9]。

3) 骨粗鬆症治療の生命予後

骨粗鬆症の治療効果判定は，これまで骨折抑制を真のエンドポイント，骨密度や骨代謝マーカーを代替エンドポイントとして行われてきたが，近年，死亡率低下をエンドポイントとした発表もみられる。図10-2に示すのは最近のメタアナリシスの結果であり，研究期間12ヶ月以上の報告が含まれ，アレンドロネート・リセドロネート・ストロンチウム・Denosmabを対象としたもので，女性ホルモン補充療法・SERMは除外されている[10]。全体として死亡のrelative riskは0.90（95%CI 0.81-1.00, $p=0.044$）と，薬物治療は有意に死亡のリスクを低下させた。背景因子との関連については，プラセボ群の死亡率が10/1000 patient-years以上の研究では，死亡のrelative riskは0.83（95%CI 0.72-0.94）と有意に低下したのに対し，プラセボ群の死亡率が10/1000 patient-years以下の研究では有意の低下はみられなかった。すなわち，高齢の，骨折・死亡のリスクが高い対象者に対しては，骨粗鬆症治療は，生命予後をも改善することが示唆されている。

(2) 変形性関節症の生命予後

変形性関節症（OA）が機能障害をきたすことは周知のことだが，生命予後に及ぼす影響に関しては，あまり報告がなかった。しかし，最近1,163名のOA患者を14年間のフォローしたコホート研究の結果が発表されている[11]。OAを有する例における全死亡率のリスクは1.55（95%CI 1.41-1.70）であり，疾患別解析では，心血管疾患関連の死亡に関して1.71（95%CI 1.49-1.98），認知症関連の死亡について1.99（95%CI 1.22-3.25）であったと述べられている（図10-3）。また，Hochbergの最近の総説においても，同様の結論が示されている[12]。

Study	Treatment n/N	Control n/N	Relative Risk [95% Confidence Interval]		Weight (%)
Alendronate					
Black 1996	24/1022	21/1005	1.12 [0.63, 2.01]		3
Cummings 1998	37/2214	40/2218	0.93 [0.59, 1.44]		5
Total	61/3236	61/3223	1.00 [0.70, 1.41]	$p=0.98$	
Risedronate					
Harris 1999	15/813	16/815	0.94 [0.47, 1.89]		2
Reginster 2000	11/407	17/407	0.65 [0.31, 1.36]		2
McClung 2001	114/3162	127/3184	0.90 [0.71, 1.16]		17
Total	140/4382	160/4406	0.88 [0.70, 1.10]	$p=0.27$	
Strontium					
Meunier 2004	29/825	21/814	1.36 [0.78, 2.37]		3
Reginster 2005	142/2526	159/2503	0.88 [0.71, 1.10]		21
Total	171/3352	180/3317	0.94 [0.77, 1.15]	$p=0.54$	
Zoledronic acid					
Black 2007	130/3862	112/3852	1.16 [0.90, 1.48]		15
Lyles 2007	101/1054	141/1057	0.72 [0.56, 0.91]		19
Total	231/4916	253/4909	0.90 [0.76, 1.08]	$p=0.26$	
Denosumab					
Cummings 2008	70/3902	90/3906	0.78 [0.57, 1.06]		12
Total	70/3902	90/3906	0.78 [0.57, 1.06]	$p=0.11$	
Total	673/19788	744/19761	0.90 [0.81, 1.00]	$p=0.044$	
Test for heterogeneity : $I^2=23\%, p=0.23$					

治療群の方が良い ← 生命予後 → コントロール群の方が良い

図10-2 骨粗鬆症治療と生命予後[8]

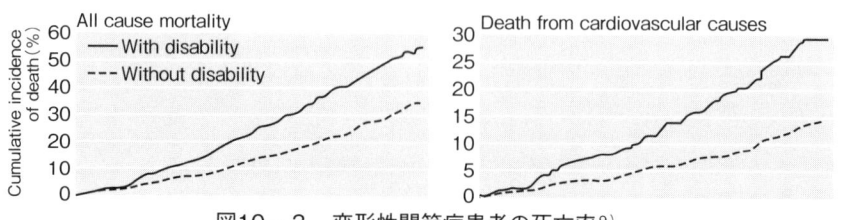

図10-3 変形性関節症患者の死亡率[9]
左は全死亡，右は心血管疾患による死亡を示す．

3. ロコモティブシンドロームの機能的予後

(1) 骨粗鬆症の機能的予後

　大腿骨近位部骨折に関して，ガイドラインの予後の項には，「生命予後に影響する因子には性（男性の方が不良），年齢（高齢者ほど不良），受傷前の歩行能力（低い者ほど不良），認知症（有する方が不良）」と書かれている。また，機能予後に関しては「受傷後，適切な手術を行い，適切な治療法を行っても，すべての症例が受傷前の日常活動レベルに復帰できるわけではない。歩行能力回復に影響する主な因子は年齢，受傷前の歩行能力，認知症の程度である。退院後，自宅に帰った症例（なかでも同居症例）は施設入所例よりも機能予後が良い」と記載されている。

　脊椎圧迫骨折に伴うADLの低下は，急性期にとどまるという見解もあるが，鈴木らは，脊椎圧迫骨折患者を，受傷後1年までフォローした結果を発表しており，痛み・disability・ADL・QOLを評価したところ，急性期における，これらの値の著しい低下からは回復したものの，1年後においても，まだ低値にとどまっていたと報告している[13]。

　機能予後という視点からは，脊椎圧迫骨折が，他の内臓諸機能の働きを低下させることも重要な点であり，例えば，特に多発性の脊椎圧迫骨折は，胃食道逆流症のリスクを増加させ，食道裂孔ヘルニアを合併している場合，それがさらに顕著となる[14]。また，脊椎圧迫骨折は呼吸機能低下との関連も示されている。

(2) 変形性関節症の機能的予後

　変形性関節症がADL低下をきたすことは言うまでもない。例えば，変形性膝関節症の症状として，正座・しゃがみ込み動作困難・和式トイレの使用困難から始まり，屈曲あるいは伸展制限をきたす。また，変形性脊椎症・脊柱管狭窄症により，局所の痛み・可動域制限，さらには短い距離しか連続して歩けない間

欠歩行の状態となったり，転倒しやすくなるなどの結果をきたす[2]。

4．ロコモティブシンドロームによるQOL低下

（1）QOL評価の意義

　ロコモティブシンドロームが患者に及ぼす影響は，第三者的に見るとわかりにくいものが多い。例えば，変形性膝関節症のため，痛みや日常生活活動に制限をきたしている患者がいたとして，それがどの程度苦になっているのかは，本人でないとわからない。医療におけるアウトカム評価指標は，身長・体重・血圧・血糖値と列挙すれば明らかなように，ほとんどすべてが客観的指標であり，QOL（quality of life）のみが主観的指標である。したがって，ロコモティブシンドロームが患者に及ぼす影響を評価するのには，QOL評価が重要な意味を持つであろう。なお，QOLは経済状態など健康状態以外にも左右されるので，健康に関連したQOLのみを特に健康関連QOL（HRQOL；health-related quality of life）と呼び，医療における評価としては，主にこれが用いられる。医学系論文で単にQOLといった場合，HRQOLを指すことが多く，本章でもHRQOLを単にQOLと標記する。

（2）QOL評価指標

　QOL評価方法は，大きくgeneric（包括的，疾患非特異的）とdisease-specific（疾患特異的）に分けられ，genericはさらにprofile-typeとpreference-basedに分けられる。Profile-typeはその名前の通り，患者のQOLをいくつかのプロフィルによって記述するものであり，SF-36あるいはその短縮版であるSF-8がその代表である。Preference-basedは，最悪の状態を0，最高の状態を1として，現在の状態がいくらにあたるかを示す効用値（utility）を求めるもので，EQ-5Dが代表的である。EQ-5Dにおいては，5項目（各3段階）の質問結果から，換算表（タリフ）を用いて，効用値が求められる。骨粗鬆症に対する疾

患特異的指標としては，わが国では，日本骨代謝学会によって作成されたJOQOLがある。

　これらQOL指標は，それぞれ長所と短所を持っている。疾患非特異的指標は，その名前の通り，特定の疾患を対象とするものではなく，質問内容も一般的健康状態を問うものが多く，特定の疾患の症状に関するようなものは含まれない。このため，各種疾患患者や一般市民の健康調査にも用いることができる。さらにSF-36やSF-8は，国民標準値が発表されており，それによって補正した偏差値表示がされるという利点を持っている。一方，疾患特異的指標は，名前の通り，特定の疾患に特異的な症状などを含めることができるため，その疾患に対しては，疾患非特異的指標より，感度がよいものになる可能性があるが，その代わり，他の疾患への応用は難しい。すなわち，両者は，相補いあう関係である。

　なお，サルコペニア単独でのQOL低下については，報告が乏しいので，骨粗鬆症・変形性関節症について述べる。

（3）骨粗鬆症関連骨折患者におけるQOL評価

　骨粗鬆症関連骨折がどの程度QOLを低下させるのかを比較するのには，主に効用測定型QOLを利用して，表の形で示すのが理解しやすい。残念ながら，わが国ではそのような表は作成されていないので，Kanisによって発表されたデータセットを表10-2に示す[15]。

　QOL評価には種々の評価指標があり，それによってQOLのどの側面を反映するのかは異なるが，身体的・精神的・社会的側面などが，最も普通に測定される尺度であろう。大腿骨近位部骨折は，このいずれにも障害を及ぼすことから，大腿骨近位部骨折がQOLを低下させるであろうことは容易に想像される。しかし，意外に，この点をきちんと調査した報告は，わが国において乏しかった。図10-4は萩野の報告であり，橈骨遠位端骨折では，骨折の6ヶ月後，脊椎圧迫骨折では，12ヶ月後にほぼ骨折前の値に戻っていた。一方，大腿骨近位部骨折では，QOL低下の程度が大きいだけではなく，骨折前の値に戻ってい

表10-2　骨粗鬆症関連状態の効用値[13]

Established osteoporotic (use values associated with the type of fracture)		
Hip fracture	0.797 (95% CI, 0.651 to 1.012)	Brazier, et al., 2000
Nursing home	0.4	NoF
Vertebral fracture	0.909 (95% CI, 0.84 to 0.97)	Oleksik, et al., 2000
Wrist fracture in first year	0.981 (95% CI, 0.978 to 0.986)	Dolan, et al., 1999
Proximal humerus	0.981 (95% CI, 0.978 to 0.986)	Dolan, et al., 1999
Breast cancer	0.62 (assumed range 0.33−0.84)	Hutton, et al., 1996
CHD	0.85	Assumption

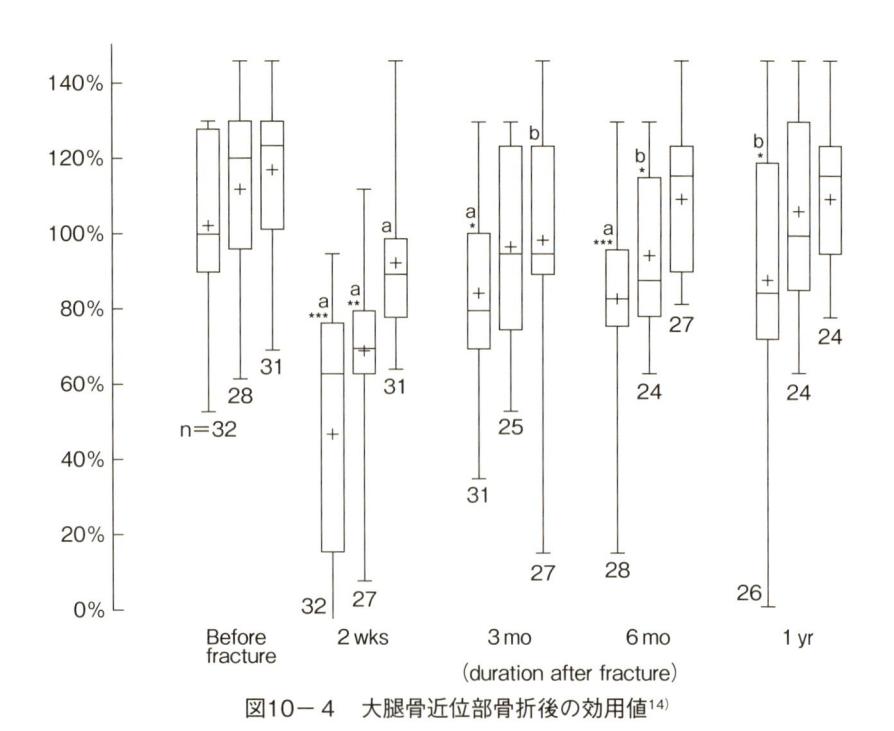

図10-4　大腿骨近位部骨折後の効用値[14]

なかった[16]。

　脊椎圧迫骨折に関しては，骨粗鬆症の予防と治療ガイドライン2011年版によると，QOL点数と腰椎骨密度は相関しない，椎骨骨折の存在はQOL点数を下げる，椎骨後弯変形はQOL点数を下げる，運動習慣のあることはQOL点数が

高い，骨粗鬆症では「姿勢・体形」と「転倒・心理的要素」の点数が低いとまとめられている[14]。

筆者らが，兵庫医科大学整形外科の骨粗鬆症患者を対象に調査した結果によると，腰椎骨密度はQOLには影響しなかったが，脊椎圧迫骨折，特に2椎体以上の骨折により，QOLの複数の尺度が著明に低下した[17]。これらの報告をまとめると，脊椎圧迫骨折，特に複数の椎体骨折を有する例において，QOLが著明に低下することは確実なようである。

なお，各論文でほぼ一致して報告されているのは，骨粗鬆症関連骨折では，QOLの身体的側面が低下することであり，精神的側面はあまり影響されていなかったというものが多いが，この結果の解釈には注意を要する。慢性疾患においては，客観的には障害が存在するにもかかわらず，本人は，QOLは悪くないと答えるという現象はしばしば認められ，disability paradoxと呼ばれる。これは慢性的障害を有する人は，自分の心の中の基準を現実に適合させるためで，response shiftと呼ばれる。したがって，骨粗鬆症関連骨折患者の精神面が，障害されていないとは言いがたい。

（4）変形性関節症におけるQOL評価

変形性関節症患者のQOL評価においてよく用いられるものとして，疾患非特異的指標としてSF-36，疾患特異的指標としてWestern Ontario and McMaster Universities Arthritis Index（WOMAC）が挙げられる。村木・吉村らは，ROAD Studyの対象者2,126名を対象に，SF-8，EQ-5D，WOMACを用いた調査を行っており，変形性膝関節症患者においては，K-L3度以上の例では，SF-8のPCSや，WOMACの痛みのドメインのスコアが悪く，特に痛みの症状を伴う対象者でのスコアが悪いことを報告している[18]。

5．ロコモティブシンドロームにおけるリスク重複の意義

（1）生活習慣病におけるリスク重複の意義

　最初にロコモティブシンドロームではなく，生活習慣病を例に，リスク重複の意義を考えてみたい。脂質異常症の診断は，LDLコレステロール140 mg/dLまたは中性脂肪150 mg/dLまたはHDLコレステロール40 mg/dLによって診断されるが，患者の管理目標は，特にLDLコレステロールに関して，他の危険因子の数によって異なり，0の場合160 mg/dL，1～2の場合140 mg/dL，3以上の場合120 mg/dL，二次予防すなわち，すでに虚血性心疾患を有する場合100 mg/dLである[19]。血清LDLコレステロールを低下させるのは，それにより，心血管あるいは脳血管疾患など，動脈硬化性疾患の進展を予防するためである以上，他の危険因子を持つ患者の場合，LDLコレステロールをより厳格に管理する必要があるというのは，当然の考え方であろう。

　同様のことは高血圧に関してもみられる。収縮期血圧/拡張期血圧が140～159 mmHg/90～99 mmHgのⅠ度高血圧の場合，他のリスクを有さない例は低リスク群であり，3ヶ月間生活改善の指導を行って，なお効果不十分の場合に，薬物療法が推奨される。糖尿病以外の1～2個の危険因子やメタボリックシンドロームを有する例は中リスク群とされ，1ヶ月間生活改善の指導後，薬物療法が考慮される。一方，糖尿病・慢性腎臓病（CKD）・臓器障害・心血管疾患・3個以上の危険因子あり，などの対象者は高リスク群であり，直ちに薬物療法の適応となる[20]。

　このような対応が取られるのは，複数の危険因子を有する場合，心血管あるいは脳血管疾患など，動脈硬化性疾患のリスクが飛躍的に高まるためである。すなわち，生活習慣病の管理においては，その疾患単独ではなく，他の疾患やリスクとなる生活習慣（例えば喫煙）併存の有無を考慮して方針が決められる。

（2）ロコモティブシンドロームにおけるリスク重複の意義

さて，ロコモティブシンドロームについては，ごく最近その概念が提唱されたばかりの疾患概念である以上，これまでの調査研究が，主に，それを構成する疾患別に行われてきたのは当然のことであろうが，今後はこれら相互の関係が大きな問題点となるであろう。例えば，転倒は，骨粗鬆症性骨折のうち，大腿骨近位部骨折など，非椎体骨折の重要な危険因子であり，これら骨折の予防には，骨強度の改善だけではなく，転倒予防もまた重要な課題となる。したがって，サルコペニアは，それ自身が重要であるだけではなく，骨折の重大な危険因子としても，重要な意味を持つ。他疾患併存の意義は，ロコモティブシンドロームを構成する疾患相互に限られるものではない。例えば，肥満は，変形性膝関節症の重要な悪化要因である。

6．ロコモティブシンドロームが社会に及ぼす影響

骨粗鬆症は，疾患概念が確立されたのが最近であるため，その真の重要性が社会には十分認識されていないと述べられている。ロコモティブシンドロームは，さらに最近提唱された疾患概念であるが，その重要性を社会的に認識させるのにはどうすればよいのであろうか。ある疾患が社会に及ぼす影響はどのように評価されるのであろうか。一番わかりやすいのは死亡率であろうが，それだけでは評価指標としては不十分である。例えば，慢性閉塞性肺疾患（COPD）は，死亡原因として重要なだけではなく，就労不能となる原因疾患としても，非常に大きな意義を持つ。

変形性関節症の重要性は，ADL低下・QOL阻害・就労困難などの面から理解される必要があるであろう。これは変形性関節症に限った問題ではなく，慢性疾患の評価一般に関わる点であり，WHO（世界保健機関）によって，疾患による死亡とdisabilityを統一的に評価する指標として，DALY's（disability adjusted life years）という概念が提唱されている。図10－5に示すのは，各

第10章 ロコモティブシンドロームの予後・将来展望

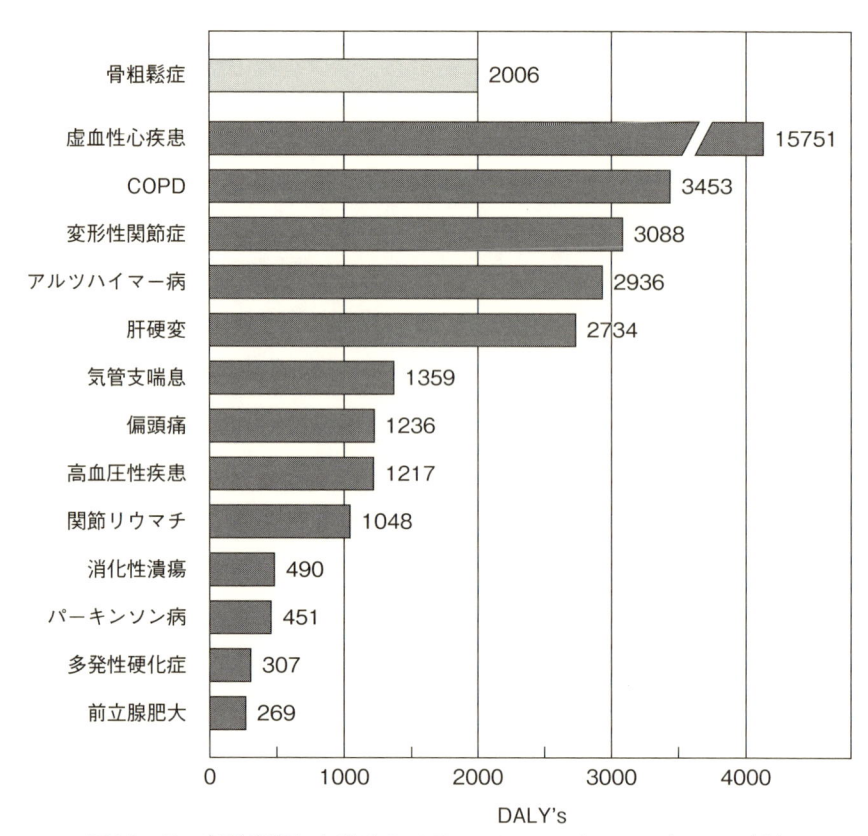

疾患	DALY's
骨粗鬆症	2006
虚血性心疾患	15751
COPD	3453
変形性関節症	3088
アルツハイマー病	2936
肝硬変	2734
気管支喘息	1359
偏頭痛	1236
高血圧性疾患	1217
関節リウマチ	1048
消化性潰瘍	490
パーキンソン病	451
多発性硬化症	307
前立腺肥大	269

図10-5 各種疾患におけるdisability-adjusted life-years (DALY's)[21]

種疾患におけるDALY'sを示したものであるが,骨粗鬆症や変形性関節症の重要性は明らかである[21]。

また,医療経済学でよく用いられDALY'sとある程度近い概念にQALY's (quality adjusted life years) がある。これは生存年数に効用値(上に述べたように,完全な健康を1,最悪の状態を0としたときのQOL状態)を乗じたものである。QALY'sを1年延長するのに必要な費用を分析する方法を費用効用分析(CUA ; cost utility analysis)という。

このような方法論を用いると,死亡率増加・ADL低下・QOL低下のいずれにも重大な影響を及ぼすロコモティブシンドローム対策は,社会的にも大きなインパクトを持つものであることを示していけるのではないだろうか。

文 献

1) 田中清, 熊坂義裕, 清野裕:臨床栄養管理の意義 生活習慣病に対する栄養療法の社会的意義・経済評価. 臨床栄養管理法-栄養アセスメントから経済評価まで- (ネスレ栄養科学会議 監修), 建帛社, 2011, p127-156.
2) 日本整形外科学会:ロコモティブシンドローム診療ガイド, 文光堂, 2010.
3) 日本整形外科学会・日本骨折治療学会監修:大腿骨頚部/転子部骨折診療ガイドライン 改訂第2版, 南江堂, 2011.
4) Schneider E. L., Guralnik J. M.: The aging of America: Impact on health care costs. JAMA 1990; 263; 2335-2340.
5) Kanis J.: The incidence of hip fracture in Europe. Osteoporos Int 1993; 3 (supple 1); 10-15.
6) Shiraki M., Kuroda T., Tanaka S.: Established osteoporosis associated with high mortality after adjustment for age and co-morbidities in postmenopausal Japanese women. Intern Med 2011; 50; 397-404.
7) Ikeda Y., Sudo A., Yamada T. et al: Mortality after vertebral fractures in a Japanese population. J Orthoped Surg 2010; 18; 148-152.
8) Lee Y. K., Jang S., Jang S. et al: Mortality after vertebral fracture in Korea: Analysis of the National Claim Registry. Osteoporos Int 2011 in press.
9) Trone D. W., Kritz-Silverstein D., von Muhlen D. G. et al: Is radiographic vertebral fracture a risk factor for mortality? Am J Epidemiol 2006; 166; 1191-1197.
10) Bolland M. J., Grey A. B., Gamble G. D. et al: Effect of osteoporosis treatment on mortality: a meta-analysis. J Clin Endocrinol Metab 2010; 95; 1174-1181.
11) Nuesch E., Dieppe P., Reichenbach S. et al: All cause and disease specific mortality in patients with knee or hip arthritis: population based cohort study. BMJ 2011; 342; d1165.
12) Hochberg M. C.: Mortality in osteoarthritis. Clin Exp Rheumatol 2008; 26; S120-S124.
13) Suzuki N., Ogikubo O., Hansson T. et al: The prognosis for pain, disability, activities of daily living and quality of life after an acute osteoporotic verbral body fracture: its relation to fracture level, type of fracture and grade of fracture deformation. Eur Spine J 2009; 18; 77-78.
14) 骨粗鬆症の予防と治療ガイドライン作成委員会編:骨粗鬆症の予防と治療ガイドライン2011年版, ライフサイエンス出版, 2011.
15) Kanis J. A.: Treatment of established osteoporosis: a systematic review and

cost-utility analysis. Health Technology Assessment 6 (29), 2002.
16) Hagino H., Nakamura T., Fujiwara S. et al : Sequential change in quality of life for patients with incident clinical fractures : a prospective study. Osteoporos Int 2009 ; 20 ; 695-702.
17) Yoh K., Tanaka K., Ishikawa A. et al : Health-related quality of life (HRQOL) in Japanese osteoporotic patients and its improvement by elcatonin treatment. J Bone Miner Metab 2005 ; 23 ; 167-173.
18) Muraki S., Akune T., Oka H. et al : Association of radiographic and symptomatic knee osteoarthritis with health-related quality of life in a population-based cohort study in Japan : the ROAD study. Osteoarthritis and Cartilage 2010 ; 18 ; 1227-1234.
19) 日本動脈硬化学会編：動脈硬化性疾患予防ガイドライン2007年版，協和企画，2008.
20) 日本高血圧学会高血圧治療ガイドライン作成委員会編集：高血圧治療ガイドライン2009，ライフサイエンス出版，2009.
21) Kanis J. A., Burlet N., Cooper C. et al : European guidance for the diagnosis and management of osteoporosis in postmenopausal women. Osteoporos Int 2008 ; 19 ; 399-428.

索　引

<A>

AGEs …………… 104
anabolic resistance
　　…………………… 130

<C>

coding SNP …………… 56
cost utility analysis
　　…………………… 158
cSNP …………………… 56
CUA …………………… 158

<D>

DALY's ……………… 157
disability adjusted life
　years ……………… 157
disability paradox … 155

<E・F>

EQ-5D ……………… 152
FGF-23 ……………… 39
fibroblast growth
　factor-23 …………… 39

<G>

genome-wide association
　study ……………… 57
genome-wide スクリーニ
　ング ………………… 63

GGCX ………………… 119
Gla化 …………………… 87
GWAS ………………… 57

<H～N>

heritability …………… 56
LRP5遺伝子 ………… 61
MTHFR ……………… 62
NTT ………………… 137
number needed to treat
　…………………… 137

<P>

parathyroid hormone
　………………… 39, 113
PEM ………………… 112
population approach
　…………………… 134
pregnane X receptor
　……………………… 90
protein energy
　malnutrition ……… 112
PTH ……………… 39, 113
PTH濃度 ……………… 66
PXR …………………… 90

<Q>

QALY's ……………… 158
QOL ………………… 152

quality adjusted life
　years ……………… 158
quality of life ……… 152

<R>

regulatory SNP ……… 56
response shift ……… 155
rSNP …………………… 56

<S>

SERM ………… 125, 136
SF-8 ………………… 152
SF-36 ………………… 152
single nucleotide
　polymorphisms …… 56
SNPs …………………… 56
SXR …………………… 90

<T>

TPN …………………… 41
Tsukushi ……………… 92

<U～W>

utility ………………… 152
Wntシグナル系遺伝子
　……………………… 61
WOMAC …………… 155

索引

<数字・ギリシャ文字>

3 m Timed up and go test ·················· 7
γカルボキシル化 ···· 87
γ-グルタミルカルボキシラーゼ ············· 119

<ア>

一塩基多型性 ········· 60
一次予防 ··········· 134
遺伝子多型性 ········ 55
医療経済 ··········· 133
運動器疾患 ············ 2
運動器の構成要素 ···· 3
オステオカルシン ···· 88

<カ>

開眼片脚起立時間 ···· 8
開眼片脚立ち ·········· 9
架橋 ··············· 104
加工食品 ············ 43
カルシウム ········· 112
カルシウム摂取
 ·········· 23, 26, 30
カルシウムとリンのアンバランス ········· 48
危険因子 ············ 55
機能的予後 ········· 151
牛乳 ··············· 43
血管石灰化 ······ 44, 46
血管内皮細胞機能障害
 ··················· 47

血中ucOC濃度 ······· 76
候補遺伝子 ·········· 56
候補遺伝子アプローチ
 ··················· 56
効用値 ············· 152
骨質 ··············· 104
骨障害 ·············· 43
骨折 ············ 67, 76
骨折後の栄養管理 ·· 138
骨折の予防 ·········· 23
骨折リスク ·········· 76
骨粗鬆症
 ········· 99, 125, 146
骨粗鬆症の頻度 ······ 15
骨粗鬆症の有病者数
 ··················· 16
骨粗鬆症の予防 ······ 23
骨密度 ·········· 67, 76
骨密度の遺伝性 ······ 56
コラーゲン ·········· 99

<サ>

細胞外マトリクスタンパク質 ·············· 92
サプリメント ········ 31
サルコペニア
 ········· 125, 146
酸化ストレス ······· 107
終末糖化産物 ······· 104
食品中リン含量提示
 ··················· 49
食品添加物 ·········· 48
心血管疾患 ·········· 45

心血管障害 ·········· 43
スクワット ············ 9
生活習慣病 ········· 145
生命予後 ··········· 149
清涼飲料水 ·········· 43
脊椎圧迫骨折
 ··········· 135, 146
線維芽細胞増殖因子-23
 ··················· 39

<タ>

退行性疾患 ········· 145
大腿骨近位部骨折
 ············ 135, 146
立ち上がりテスト ···· 8
脱γカルボキシル化反応
 ··················· 88
タンパク質・エネルギー栄養障害 ········ 112
中心静脈栄養 ········ 41
透析患者 ············ 43
糖尿病 ············· 105
動脈硬化症 ·········· 44

<ナ>

ナトリウム依存性リントランスポーター ···· 38
日本人の食事摂取基準（2010年版）
 ············ 113, 130
乳製品 ·············· 43

索引

〈ハ〉

ビスフォスフォネート ……… 125, 136
ビタミンB$_6$ ………… 122
ビタミンB$_{12}$ ………… 122
ビタミンB群 ………… 99
ビタミンC ………… 122
ビタミンD ……… 39, 116
ビタミンDの食事摂取基準 ………… 68
ビタミンD不足 ……… 65
ビタミンD不足の評価 ………… 66
ビタミンK …… 118, 140
ビタミンK$_2$ ………… 91
ビタミンK依存性タンパク質 ………… 86
ビタミンK栄養 ……… 75
ビタミンK栄養評価 ………… 76
ビタミンKの骨代謝 ………… 91
肥満 ………… 127
費用効用分析 ……… 158
費用対効果 ………… 133
副甲状腺ホルモン … 39, 113, 125, 136
ペリオスチン ……… 89
変形性関節症 … 24, 146
変形性関節症の頻度 ………… 14

変形性関節症の有病者数 ………… 16
変形性膝関節症 ………… 17, 125
変形性膝関節症の累積発生率 ………… 19
変形性腰椎症 … 17, 125
骨のリモデリング … 126
ホモシステイン ………… 99, 141
ホモシステイン関連遺伝子 ………… 62

〈マ〉

マトリクスGlaタンパク質 ………… 89
マトリリン-2 ………… 92
慢性栄養不良 ……… 41
慢性腎不全 ………… 43
メカニカルストレス ………… 4
メタボリックシンドローム ……… 18, 26, 112
メチレンテトラヒドロ葉酸還元酵素 ……… 62

〈ヤ〉

要介護 ………… 2
葉酸 ………… 122

〈ラ〉

リスク重複 ……… 156
リン ………… 37

リン過剰症 ………… 42
リン欠乏症 ………… 40
リン出納 ………… 38
リン摂取量 ………… 47
リンの摂取過剰 …… 48
ロイシン ………… 131
ロコモーショントレーニング ………… 9
ロコモ原因疾患の頻度 ………… 14
ロコモティブシンドローム ……… 5, 75
ロコモティブシンドロームの疫学 ………… 6
ロコモティブシンドロームの概念 ………… 5
ロコモティブシンドロームの自己チェック法 ………… 6
ロコモティブシンドロームの重症度 ……… 8
ロコモティブシンドロームの診断 ………… 7
ロコモティブシンドロームの生活上の注意 ………… 10
ロコモティブシンドロームの徴候・症状 …… 6
ロコモティブシンドロームの予防と治療 …… 8

〔責任編集者〕

田中　清	たなか　きよし	京都女子大学家政学部
上西一弘	うえにし　かずひろ	女子栄養大学栄養学部
近藤和雄	こんどう　かずお	お茶の水女子大学大学院 生活環境教育研究センター

〔著　者〕（執筆順）

中村耕三	なかむら　こうぞう	国立障害者リハビリテーションセンター
吉村典子	よしむら　のりこ	東京大学医学部附属病院
武田英二	たけだ　えいじ	徳島大学大学院 ヘルスバイオサイエンス研究部
細井孝之	ほそい　たかゆき	国立長寿医療研究センター
津川尚子	つがわ　なおこ	神戸薬科大学薬学部
井上　聡	いのうえ　さとし	東京大学大学院医学系研究科
斎藤　充	さいとう　みつる	東京慈恵会医科大学医学部
五関正江	ごせき　まさえ	日本女子大学家政学部

ロコモティブシンドロームと栄養

2012年（平成24年）5月10日　初版発行

監修	日本栄養・食糧学会
責任編集者	田中　　清 上西　一弘 近藤　和雄
発行者	筑紫　恒男
発行所	株式会社 建帛社 KENPAKUSHA

〒112-0011　東京都文京区千石4丁目2番15号
TEL　(03) 3944 - 2611
FAX　(03) 3946 - 4377
http://www.kenpakusha.co.jp/

プロスト／プロケード
Printed in Japan

ISBN 978-4-7679-6165-1　C3047
© 田中, 上西, 近藤ほか, 2012
（定価はカバーに表示してあります）

本書の複製権・翻訳権・上映権・公衆送信権等は株式会社建帛社が保有します。

JCOPY 〈(社)出版者著作権管理機構 委託出版物〉

本書の無断複写は著作権法上での例外を除き禁じられています。複写される場合は，そのつど事前に，(社)出版者著作権管理機構 (TEL03-3513-6969, FAX03-3513-6979, e-mail : info @ jcopy. or. jp) の許諾を得て下さい。